D'emblée métastatique.

L'Urgence de Vivre !

Angie CITANA

D'emblée métastatique.
L'Urgence de Vivre !

Livre témoignage

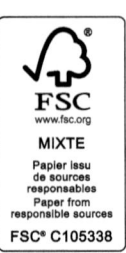

En application de l'art. L.137-2.-I. du code de la propriété intellectuelle, toute reproduction et/ou divulgation de parties de l'œuvre dépassant le volume prévu par la loi est expressément interdite.

© Angie Citana, 2024

Relecture : Anne *Lehuédé*
Aide à la correction : Anne *Lehuédé*
Autres contributeurs : Docteur Mouysset Jean-Loup

Édition : BoD · Books on Demand,
31 avenue Saint-Rémy, 57600 Forbach, bod@bod.fr
Impression : Libri Plureos GmbH, Friedensallee 273, 22763 Hamburg (Allemagne)

ISBN : 978-2-3225-7307-3
Dépôt légal : Mars 2025

Avant-propos

A propos de l'auteure

« D'emblée métastatique, l'urgence de vivre ! », comme beaucoup d'entre nous, je suis abasourdie par ce cancer métastatique qui s'attaque à des personnes jeunes et qui révolutionne leur vie et celle de leur entourage.

Alors oui, le titre du livre-témoignage de Angie Citana prend tout son sens quand on a tourné la dernière page. Il est urgent de vivre intensément, chaque moment, comme s'il pouvait être le dernier. Nous devrions tous adopter cette philosophie, me direz-vous. Mais quand un cancer métastatique s'invite, c'est sans délai. Voilà pourquoi le livre de Eckhart Tolle « le pouvoir du moment présent » l'accompagne quotidiennement.

Je connais Angie depuis sa naissance, car elle est la fille d'amis de jeunesse, partis vivre à l'autre bout de la France. Nous nous voyons donc de façon épisodique mais régulièrement. La mignonne fillette, curieuse, enjouée, a laissé la place à une jolie jeune femme, intelligente, dynamique, altruiste et au caractère bien trempé. Elle est aujourd'hui l'heureuse maman de trois enfants qu'elle chérit tendrement. Depuis quelques années, elle vit une belle histoire d'amour avec un compagnon bienveillant et très présent.

Elle constate les événements bons et moins bons qu'elle rencontre, se polarise sur ce qui est constructif en cultivant l'art de la transformation des difficultés en opportunités. Empathique, elle essaye toujours de comprendre le comportement parfois inadapté de ceux qui sont à son contact, même si les conséquences sont lourdes. Sa grande sensibilité lui permet de voir le côté lumineux des personnes qu'elle côtoie, si petit soit-il. Certaines d'entre elles ont abusé de sa gentillesse, de sa bonté, n'apportant que la souffrance, jusqu'à un profond choc émotionnel. Ce dernier a-t-il contribué à déclencher sa maladie ?

Néanmoins, Angie exprime de la culpabilité concernant ses choix de vie qui l'ont emmenée sur un chemin semé d'embûches, qu'elle a parcouru avec courage. Mais les épreuves, le stress permanent, ont eu un impact certain sur sa santé, donc sur la vie de ceux qui l'entourent et qui l'aiment. Elle a été victime de sa trop grande confiance dans les autres et dans leur capacité à changer.

Elle m'a fait l'honneur de me confier la relecture de son tapuscrit. J'en ai pris connaissance avec beaucoup d'intérêt et une vive émotion. J'ai appris beaucoup, mais ce qui m'a particulièrement marqué, c'est la sincérité qui transparaît grâce au style direct, vivant, empreint d'authenticité et de pragmatisme, qui donne envie de lire le témoignage d'une seule traite.

Incroyable comme ce livre est riche d'enseignements, d'informations, petites et grandes ! Les illustrations apportent une note d'humour même dans les situations les plus graves. L'auteure ne souhaite pas attrister le lecteur et les mots sont parfois choisis pour apporter de la légèreté.

Elle savait à quel point un témoignage était important, mais doutait de l'opportunité de le diffuser, car elle trouvait l'écriture trop simple. Son entourage et moi l'avons rassurée, car le lecteur veut, avant toute chose, que la vérité ne soit pas noyée dans un style trop littéraire. Elle a écrit avec naturel, avec son cœur, pour les autres. Pour tous.

Il s'agit bien d'un témoignage, pas d'un roman.

Quelle force morale et physique il lui aura fallu pour aller au bout de ce travail pertinent et instructif, dont le seul objectif est d'apporter un retour d'expérience utile aux autres personnes, malades ou non, hommes ou femmes de tous âges, aidants, personnel soignant ! Le but étant que ces personnes se sentent comprises, moins seules, puissent anticiper, éviter certains problèmes ou encore évoluer dans leurs pratiques.

Notons que la maladie d'Angie est invisible. Qui pourrait, en voyant cette ravissante jeune femme de 41 ans, imaginer l'épuisement qui est le sien, les douleurs qui l'accompagnent bien souvent jours et nuits ?

Angie analyse ce qu'elle ressent mais sans jamais se plaindre. Elle prend le lecteur par la main pour qu'il suive les étapes de la démarche médicale afin d'obtenir un diagnostic, qu'il assimile les protocoles de soins et ce qu'ils impliquent dans la vie quotidienne. Ses nombreuses recherches ont permis cet ouvrage documenté.

Forte de son expérience, elle sait qu'il faut définir les termes médicaux barbares qui nuisent à la compréhension de ce qui arrive. D'ailleurs, elle a souhaité participer pleinement à son parcours médical, même si elle s'est déjà heurtée à de nombreuses difficultés. Prévenir son lectorat, sans jamais dénigrer qui que ce soit, sans faire peur, a été sa plus grande préoccupation.

Angie travaille sur l'acceptation de la maladie mais refuse de laisser la porte ouverte à l'espoir d'une guérison. Étudier et pratiquer le développement personnel améliorent sa qualité de vie et ont même fait émerger un talent certain pour l'accompagnement de ses proches qu'elle rassure, console avec sagesse et tendresse. Parfois, la frustration, la tristesse, un sentiment d'injustice la submergent mais, très vite, elle reprend le contrôle de ses émotions et voit ce qui est positif et beau dans sa vie. Sa plus grande force ? C'est le travail continu sur la résilience.

Accepter, d'accord, mais se battre, toujours et encore, avec les outils et moyens qui existent de nos jours.

Pour éviter tout souci supplémentaire à son entourage, elle a déjà préparé ses obsèques, la mise en ordre de ses papiers. La force d'âme de cette jeune femme est admirable. J'espère sincèrement qu'Angie et sa famille pourront réaliser les projets conçus, à court terme et modestes, certes, mais tellement enrichissants et essentiels pour Angie la guerrière, qui compte bien vivre encore plusieurs années et voir ses enfants grandir !

Elle a terminé l'écriture de son livre-témoignage fin 2024. C'est avec un incroyable courage qu'elle a rédigé ce récit, car la fatigue, les difficultés de concentration, les douleurs, conséquences des traitements et de la maladie, étaient autant de contraintes à surmonter. Elle n'a jamais accepté d'aide, elle tenait à ce que son travail soit strictement personnel.

Aimer, apprendre et transmettre sont sa raison de vivre.

Au nom des lecteurs, merci Angie d'avoir exprimé et traduit tes sentiments avec autant d'honnêteté, de bienveillance et de t'être livrée aussi généreusement !

Ce livre est un cadeau pour nous tous.

Avec toute ma gratitude pour ta confiance, toute mon estime et mon affection pour la belle personne que tu es.

Anne

Préambule

Cher Cancer,

Cela fait 19 mois que nous avons commencé notre colocation.
Tu es entré dans ma vie sans crier gare, nos débuts ensemble ont été difficiles.
Tu m'impressionnais, tu me terrifiais.
Tu ne m'as pas vraiment laissé le choix que de cohabiter avec toi.

Nous avons fini par trouver nos marques ensemble. Nous sommes même devenus intimes, nous dormons ensemble, nous mangeons ensemble, nous partons en vacances ensemble...
Nous sommes tous deux liés à vie.
J'ai même parfois pu ressentir une forme de reconnaissance envers toi, pour m'avoir permis d'évoluer, de croiser sur ma route de belles personnes, permis de grandir, permis de vivre pleinement chaque instant, chaque jour, chaque moment d'une intensité bien plus importante que je n'aurais pu le vivre sans toi.

Grâce à toi, j'ai appris que la plus grande des richesses, c'est la santé.
Grâce à toi, j'ai appris à revoir les priorités dans ma vie.
Grâce à toi, j'ai appris la résilience, et j'y travaille chaque jour.
Grâce à toi, j'apprends à accepter. Le pouvoir d'acceptation permet d'avancer bien plus qu'on ne peut l'imaginer.
Alors oui, pour tout cela, j'ai envie de te dire merci.
Notre colocation se passe bien la plupart du temps, sauf quand tu transgresses nos lois.

Le Deal, notre Deal, c'est que tu peux rester avec moi, mais à une seule condition : rester endormi.

Ainsi, tout se passera bien pour nous deux.
Notre intérêt commun, c'est de continuer à vivre ensemble le plus sereinement possible. Mais j'avoue que de ce côté-là, tu as un pouvoir de décision bien plus important que le mien. Et depuis le début, tu enfreins pas mal les règles.

Il n'est pas question de guerre entre nous, et d'ailleurs, comment pourrait-on être en guerre contre soi-même ?
Tu es finalement une partie de moi, nous partageons les mêmes cellules.
Tu sais combien ma force de vivre est immense, je me suis battue, et j'ai combattu tout au long de mon parcours, ce qui m'a d'ailleurs valu de t'accueillir, aujourd'hui, dans ma vie.
Tu sais combien il est important pour moi de continuer de m'accomplir dans mon existence.

Je t'accepte, je te tolère à la seule condition que tu restes tranquillement endormi, ça n'a pas l'air très difficile comme règle ?
Crois-tu qu'il te soit possible de respecter notre Deal le plus longtemps possible afin que je puisse poursuivre mon cheminement et continuer à aimer ?

Je nous souhaite une longue et sereine colocation.

Angie

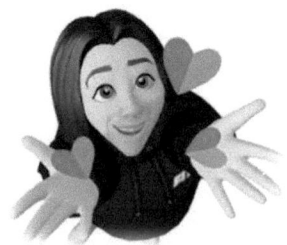

Tables des matières

Témoignage :
Introduction ....Page 16 à 20

Mon parcours de vie

Chapitre 1 :
Comment j'ai découvert ma maladie........................... Page 21 à 30
mon parcours de la découverte du cancer

Chapitre 2 :
Bilan d'extension .... Page 42 à 64
Ce qu'il se passe après l'annonce de la maladie

Chapitre 3 :
Le diagnostic définitif ....Page 72 à 81

Chapitre 4 :
Mon expérience personnelle avec les traitements
d'hormonothérapie et la thérapie ciblée ....Page 93 à 104

Chapitre 5 :
Mon expérience personnelle avec la chimiothérapie orale (Per os)
....Page 121 à 144

Chapitre 6 :
Mon parcours, mon ressenti sur cette expérience de vie ....
....Page 154 à 215
L'annonce- les incertitudes- les peurs-les questions-l'arrêt de travail- la perte de revenus- le temps qu'il me reste- les deuils- l'interruption de grossesse- l'accepetation- l'importance des aidants - l'urgence de vivre pleinement

Informations et explications médicales-administratives et guides

Informations sur la biopsie en radiologie 31
Explications des termes transmis sur mon compte-rendu 34
Explications sur les différents examens du bilan d'extension 65
Explications des termes transmis sur mon compte-rendu de scintigraphie 67
Définition et explication :« Cancer métastatique- d'emblée » 82
Les possibles effets secondaires de l'hormonothérapie : 114
Les possibles effets secondaires de la thérapie ciblée : 114
Les possibles effets secondaires de la mise en ménopause induite ou artificielle 116
Explications sur la chimiothérapie orale 145
Effets secondaires de la chimiothérapie 148
Soins esthétiques 217
Arrêt de travail, retraite pour inaptitude, invalidité 226
Fonctionnaires 226
Agent du Privé 230
Cas particulier : si vous êtes saisonnier 234
Cas particulier : salariés en CESU et PAJEMPLOI 235
Sans emploi en arrêt maladie 236
En situation de cumul emploi-retraite ou de retraite progressive et en arrêt maladie 240
Les indemnités journalières et l'impôt 241
Agent Indépendant 242
Reprendre le travail 244
Les Associations et lieux de ressources 246
Proche aidant 253
Congé proche aidant 259
Droit à la retraite en tant que proche aidant 260
Retraite pour invalidité secteur public 263
Retraite pour invalidité secteur privé 269
Remerciements 274
Extrait de texte et Illustrations : 279

Le Cancer métastatique

L'expérience de ma dernière vie

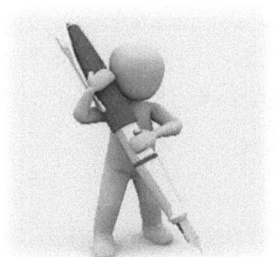

Introduction

Ma première vie,

Vous l'aurez deviné, ma première vie fut mon enfance, suivie de mon adolescence.
Première vie qui fut rythmée par l'apprentissage scolaire, l'apprentissage éducatif de mes parents, l'apprentissage de la vie sociale, relationnelle, affective. Au fil des expériences, à travers les rencontres bonnes et moins bonnes, ma personnalité s'est construite et parfois complètement détruite (je dirais « déconstruite… »).

Ma seconde vie commença.
Celle d'une enfant devenue adulte, remplie d'amour pour les autres, remplie de bienveillance et d'envie d'aimer et d'être aimée.
Et oui, le plus difficile problème à résoudre lorsque l'on est déconstruit par les épreuves de la vie ou par les mauvaises rencontres, c'est l'amour que l'on se donne à soi-même.

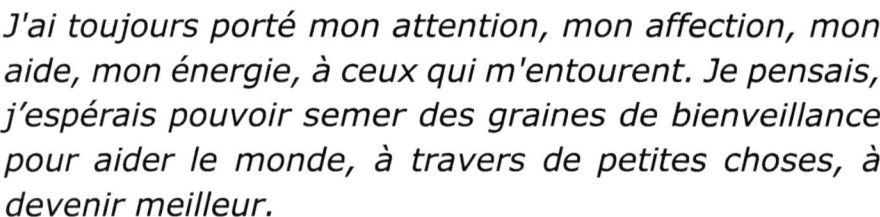

J'ai toujours porté mon attention, mon affection, mon aide, mon énergie, à ceux qui m'entourent. Je pensais, j'espérais pouvoir semer des graines de bienveillance pour aider le monde, à travers de petites choses, à devenir meilleur.

Je n'avais pas compris que le premier monde à rendre meilleur, était le mien.

C'est là le commencement : apprendre à s'aimer, à prendre soin de soi, à apporter à soi-même (« soi m'aime ») suffisamment d'amour pour pouvoir être et devenir un adulte raisonné qui vivra des expériences propices à une évolution positive.

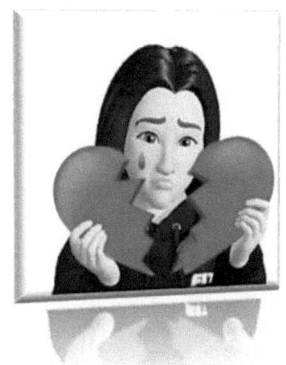

Par manque d'amour pour moi-même, j'ai fait des choix affectifs destructeurs. J'ai été à plusieurs reprises dans des relations toxiques, amoureusement et amicalement parlant.
Si je peux vous donner un « conseil » à partir de ce que j'ai appris à mes dépens : personne ne peut sauver ou aider une autre personne que soi-même, si elle n'est pas prête à vouloir changer.

Faites avant tout ce chemin d'aide et d'amour pour vous, vous pourrez alors, apporter cet amour « fois mille » à ceux qui en auront besoin. N'oubliez pas que toute relation affective (familiale, amoureuse et amicale) est un équilibre entre ce que l'on donne et ce que l'on reçoit. Bien évidemment,

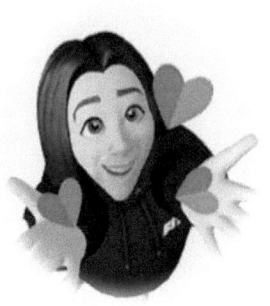

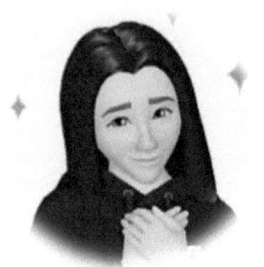
rien ne se compte, mais une relation affective ne peut pas être saine si une seule personne donne et que l'autre prend sans donner.

Cela fait basculer un jour ou l'autre la balance, d'un poids trop difficile à relever. Ne vous laissez pas vampiriser, ni votre énergie ni votre amour.

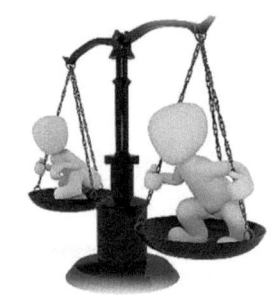

C'est un don, pas un dû, donc donnez votre amour à ceux qui seront reconnaissants et bienveillants en retour.

Je ne parle pas ici du don de soi, dans les actions du quotidien, qui, elles, sont un don transversal.
Par exemple :
Je rencontre une personne devant un magasin, qui n'arrive pas à porter ses courses.
Je vais l'aider, je n'attends rien.
À mon tour, un jour, j'ai un pneu crevé. Une personne s'arrête pour m'aider, elle n'attend pas que je fasse de même.

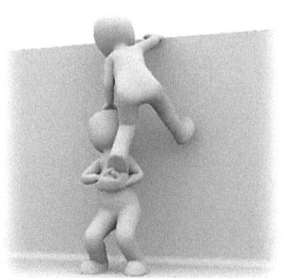

Ce sont des dons de soi transversaux. Des petits riens qui font un grand tout.
Je vais passer les détails de ma première et seconde vie, car mon but aujourd'hui est de vous expliquer l'expérience vécue de ma dernière vie.

Ça y est, je me lance. Je vais vous partager mon intimité, mes émotions, la perception de mon expérience, de ce que j'ai compris et appris.

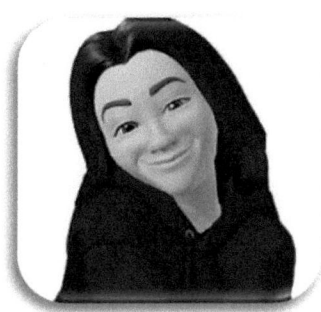

Ma démarche, dans ce récit, est uniquement une démarche de partage.

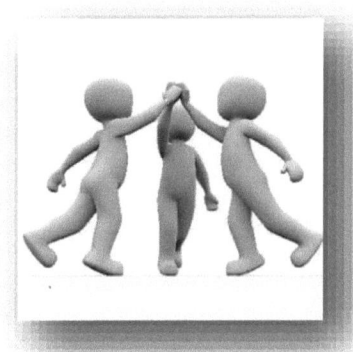

Je souhaite que mon expérience, à travers cette épreuve, puisse servir, puisse être utile. J'ai vécu une multitude d'incertitudes, de douleurs, d'incompréhensions.

Aujourd'hui, j'ai besoin que tout ce que je traverse permette à ceux qui liront ces quelques lignes de pouvoir plus facilement comprendre cette maladie, qui à ce jour (jour de mon écrit) en 2024, n'est ni suffisamment connue, ni expliquée.

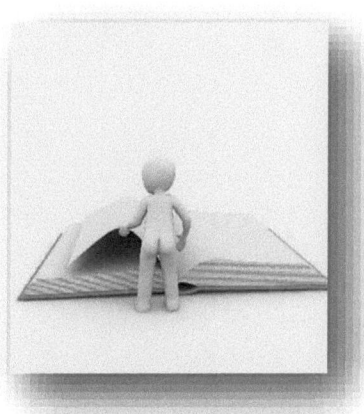

Vais-je pouvoir semer quelques poussières d'étoiles de bienveillance, de réflexion, de partage ? C'est ce que j'espère !

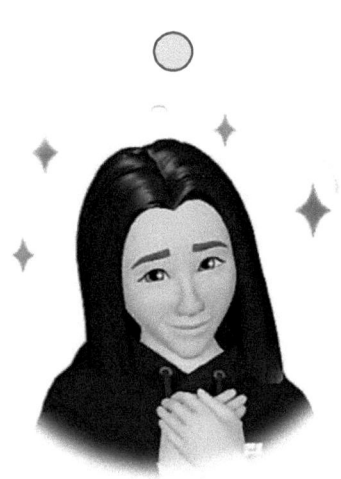

Chapitre 1

Comment j'ai découvert ma maladie

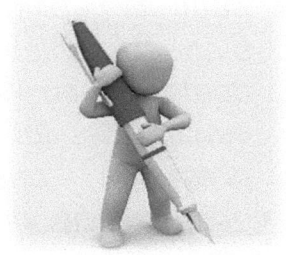

Comment j'ai découvert ma maladie

Je m'appelle Angie, j'ai 39 ans lorsque ma vie bascule.

Suite à un choc émotionnel intense, lors de l'été 2022, j'ai perdu du poids.
Environ 10 kilos en 2 mois.
J'ai commencé à avoir des douleurs au sternum, qui ont fini par être permanentes.

Ayant changé de région, il m'a été impossible de trouver un médecin généraliste qui puisse me prendre comme nouveau patient.

J'avais rendez-vous chez ma nouvelle gynécologue en novembre 2022, pour un contrôle post opératoire (conisation, suite à un papillomavirus installé depuis 2015, opération faite 6 mois auparavant). Ce jour-là, je lui ai donc montré également mon sternum, l'endroit où j'avais mal.

Après avoir fait un examen clinique qui paraissait normal, aussi bien pour le papillomavirus qui avait 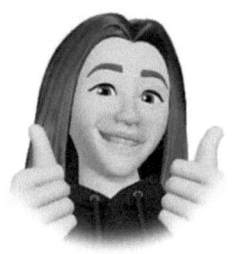 *bien été enlevé, que pour mes douleurs au sternum dont je venais de lui parler, elle m'a prescrit une échographie uniquement pour me rassurer, car cliniquement parlant tout paraissait « normal ».*

C'est alors, sans aucun stress, que je prends rendez-vous en décembre 2022 pour une échographie mammaire.

Lors de l'échographie, le radiologue me dit qu'il ne comprend pas ce qu'il voit. Il m'explique que plusieurs 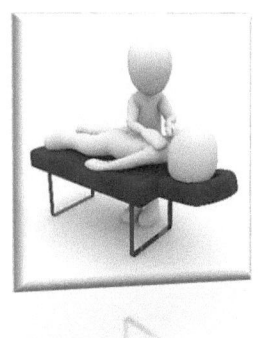 *endroits paraissent suspects, mais qu'il n'est pas sûr, car les images ne sont pas suffisamment parlantes.*

Il me demande si je suis d'accord pour effectuer une mammographie. Ainsi, me voici partie dans une autre pièce pour la faire réaliser.

S'en sont suivis des allers-retours entre le radiologue et les manipulatrices des mammographies. N'ayant pas les seins denses, les mammographies sont extrêmement compliquées et inadaptées à ma morphologie.

J'avais froid, mais je n'étais toujours pas inquiète... Je me disais qu'ils ne devaient pas saisir quelque chose, mais que ce n'était rien de grave, (j'ai pour habitude d'être dans des situations improbables).

Le radiologue m'a fait faire d'autres clichés, et pour finir, il me dit que c'est à moi de prendre une décision. Il me dit qu'il est possible de rester dans l'incertitude de masses qui n'ont pas l'air méchantes, mais que cela mérite d'être surveillé.

Il m'explique, que pour se rassurer, on peut prendre un rendez-vous pour faire une biopsie sous imagerie. Comme cela, il n'y aura plus de doute.

Au vu des incertitudes du radiologue, j'ai préféré prendre rendez-vous pour la biopsie. J'aime les certitudes !

On m'a donné rendez-vous pour la biopsie, quelques jours avant Noël.
Ce que je n'avais pas compris, c'est que ces biopsies se font sans anesthésie (en tout cas pour ma part) et qu'il ne m'a pas fait une, mais 5 biopsies.
3 dans le sein de droite et 2 dans le sein gauche...

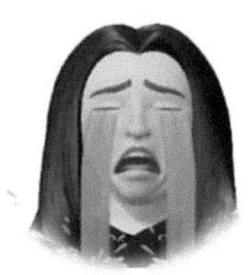

Il en aurait fait plus, si je ne m'étais pas mise à pleurer. La douleur, pour moi, a été insupportable.

Je n'ai pas réussi à reprendre le volant de suite, je pense avoir pleuré une bonne heure de douleur dans ma voiture. J'ai pu appeler mes parents et mon compagnon pour évacuer mes émotions.

Les Fêtes de fin d'année se sont passées.
J'essayais de me dire que ça irait, que le radiologue avait certainement eu des doutes pour rien, étant donné que je n'avais pas de nouvelles, (pas de nouvelle, bonne nouvelle).

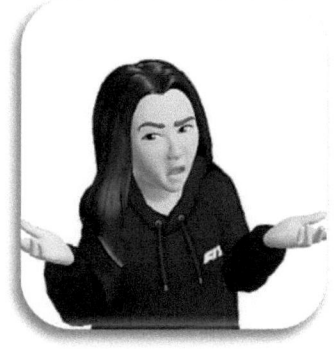

Mais comme beaucoup de monde, j'ai besoin de certitudes. Tant que je n'avais pas les résultats, un stress commençait doucement à s'installer.

Le 3 janvier 2023, j'ai reçu un message du radiologue sur mon répondeur, m'indiquant qu'il fallait que je vienne chercher mes résultats, qu'ils étaient prêts. Il fallait que je vienne directement au Centre de radiologie (ce genre de message ne laisse rien de bon à présager).

Je vais donc avec mon compagnon chercher les résultats. Bien évidemment, les 30 minutes de route, nous font faire 50 films dans nos têtes.
Nous essayons de discuter d'autre chose, et surtout de rire malgré l'inquiétude.

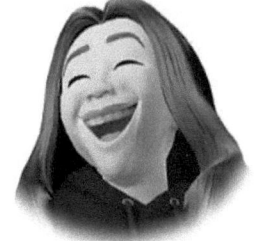

Nous arrivons devant le bâtiment.
Mon compagnon m'attend dehors, car les accompagnants sont refusés.

Je rentre dans le bâtiment et je demande à la secrétaire de me donner mes résultats, elle me répond qu'elle ne peut pas (Aïe, Aïe, Aïe, cela continue à ne rien laisser de bon à présager) ; il faut que je patiente pour voir le radiologue en salle d'attente.

Je regarde mon compagnon à travers la fenêtre, et lui envoie un texto pour lui expliquer que je dois attendre le radiologue.

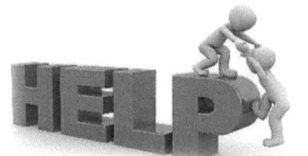

Le stress commence à m'envahir.
Le radiologue m'appelle et me demande de le suivre, et sur le pas de sa porte (oui, oui entre 2 pièces), il me tend mes résultats et il me dit « Bon et bien, nous avons eu raison d'aller au bout des examens, vous avez des tumeurs. »

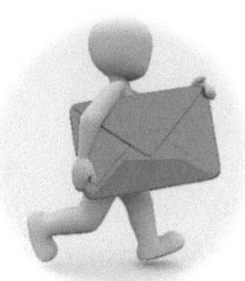

Je pense que j'ai dû rester quelques secondes sans parler, car je me suis dit que cela ne devait pas être grave, sinon je serais assise, et on me l'annoncerait plus solennellement ….

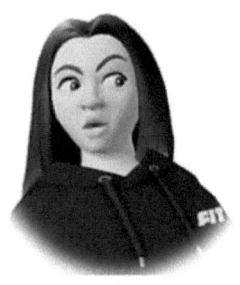

Donc innocemment, je lui demande « C'est une tumeur non cancéreuse ? »
Ce à quoi il me répond « Si, si, c'est cancéreux, mais ne vous inquiétez pas, maintenant on en guérit facilement. »

Mes jambes se mettent à trembler, mais je reste immobile toujours sans que de véritables mots n'arrivent à sortir de ma bouche. J'ai du mal à comprendre, à intégrer.

J'essaie de lire en même temps le compte rendu dans mes mains sur lequel il est noté : « Lésion QSI droite et gauche à l'union des quadrants supérieurs. Biopsie correspond à un carcinome infiltrant NST de grade II, Ki67 20 %, RH 100 %, HER2 - »

Autant vous dire que je ne comprenais absolument rien à cette lecture.

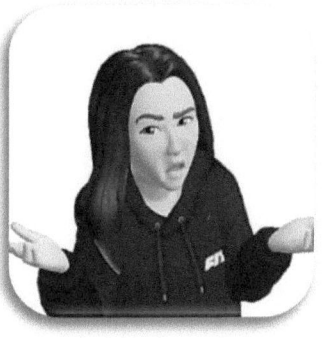

La dernière question que je lui pose : « Sur quel sein ai-je une tumeur ? », et là, lorsqu'il me répond toujours aussi serein : « sur les deux, Madame, sur les deux, mais ça se soigne bien, vous verrez… ».

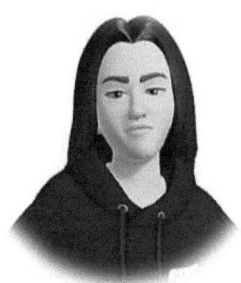

J'avais le sentiment qu'il ne se rendait pas compte de l'importance de ce qu'il était en train de me dire.
J'avais l'impression d'entendre un médecin m'annoncer que j'avais un rhume.

Finalement, une autre question me vient à l'esprit : « Maintenant… qu'est-ce que je dois faire ? ».

Il me répond : « Allez voir votre gynécologue, celle qui vous a prescrit l'échographie initiale, elle vous expliquera. »
Je suis sortie, et je me suis effondrée dans les bras de mon compagnon.

J'ai mis du temps à intégrer le diagnostic.
La façon dont cela m'a été dit, était tellement inappropriée, que j'ai eu du mal à en comprendre la gravité, jusqu'à ce que je sorte dehors et que mon cerveau s'oxygène !

J'ai appelé mon frère, pour qu'il prévienne mes parents, car je ne me sentais absolument pas capable de le leur dire.

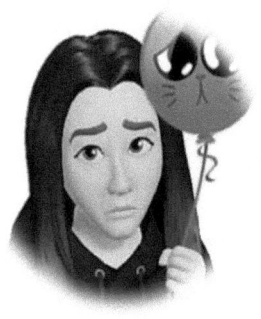

Je suis maman de 3 enfants, et je ne peux même pas imaginer à quel point ce genre de nouvelle pourrait me dévaster.

J'avais déjà tellement de mal à assimiler la nouvelle, que je n'étais pas en capacité de l'annoncer.

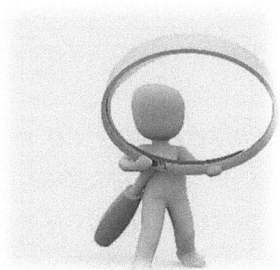

Observations aux patients :

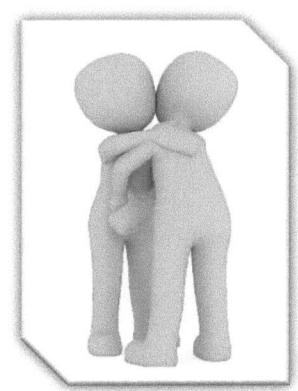

Lorsque vous devez vous rendre à des examens de biopsies, et à des convocations pour des résultats, quel que soit l'examen passé, n'hésitez pas à être accompagné. Ne restez pas seul, non seulement pour éviter tout risque sur le chemin du retour, mais parce que vos proches, compagnon, famille, amis constituent le socle indispensable pour affronter, encaisser, intégrer et vivre chacune de ces épreuves.

Observations destinées au corps médical :

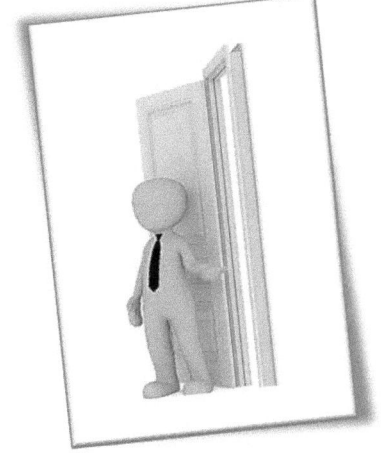

Ne recevez pas vos patients sur le pas de la porte, prenez le temps et l'intimité nécessaires à la transmission des résultats et

du protocole qui va suivre. Nous ne savons pas ce que nous devons faire, après avoir les résultats en main.

Et surtout, ne minimisez pas ce qu'une personne va vivre. Quelle que soit la maladie, personne ne peut prédire comment son corps va réagir face à la pathologie et aux différents traitements, donc, s'il vous plaît, ne dites plus ce genre de phrase : « Maintenant ça se soigne bien, vous verrez ça va aller. »

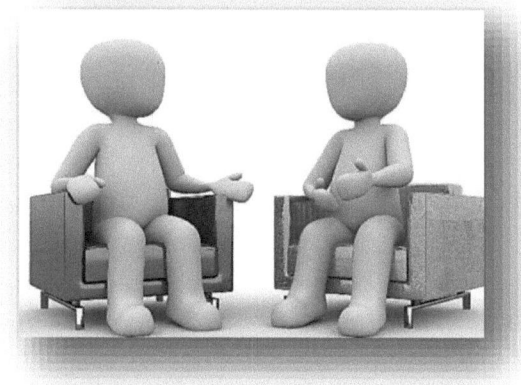

En tant que patient, nous avons besoin de comprendre, d'entendre des explications simples posées sur des termes, sigles et mots très techniques, que nous ne maîtrisons pas et ne connaissons pas.

Votre métier est indispensable, vous avez nos vies et notre santé entre vos mains. Nous vous sommes reconnaissants pour cela. Nous avons juste besoin d'un peu plus de relation humaine, de ne pas avoir l'impression de n'être qu'un chiffre, un numéro, d'être un cas de plus ou de moins.
Si vous n'avez pas le temps, ce que l'on comprend, essayez de donner des fascicules explicatifs pour que l'on puisse mieux appréhender ce qu'il se passe, et savoir ce qu'il faut faire comme démarche après cette annonce.

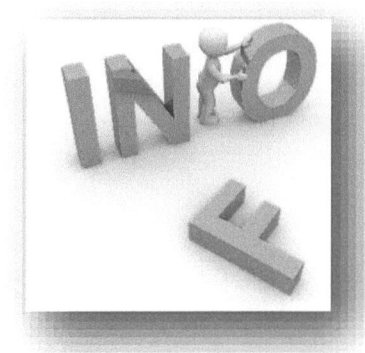

Informations sur la biopsie en radiologie

Principe de la biopsie :

Une biopsie consiste à prélever un petit morceau de tissu pour en faire une l'analyse. Ces prélèvements sont des actes importants pour arriver à un diagnostic précis, envisager un traitement efficace et pour choisir le traitement le plus adapté. Les biopsies peuvent être réalisées sous échographie ou sous scanner.

Le choix du guidage dépend de l'organe, de la lésion et du praticien. Le médecin s'assurera de l'indication et de la faisabilité, en choisissant la meilleure technique pour le réaliser (échographie ou scanner).

Sous échographie :

Le geste est réalisé sous contrôle échographique, avec un nettoyage aseptique de la peau et des précautions d'hygiène classiques (protection de la sonde d'échographie, matériel à usage unique).

Sous scanner :

Une biopsie sous scanner se déroule en plusieurs étapes : L'équipe radiologique vous prendra en charge. Vous recevrez un traitement antalgique voire sédatif (thorax, foie, rein, os), puis vous serez installé sur la table d'examen où sera effectué un repérage, pour choisir d'abord la voie du prélèvement. Une fois cette dernière choisie, il est très important de ne plus bouger. Désinfection de la zone de prélèvement en utilisant des matériels stériles : compresses stériles, solution désinfectante (bétadine le plus souvent). La désinfection commence après avoir mis en place un champ stérile (dispositif stérile qui permet de délimiter la zone d'intervention). En effet, l'asepsie doit être rigoureuse.

Déroulement sous échographie et scanner :

L'utilisation de produit anesthésique peut être nécessaire. L'anesthésie permet d'engourdir la peau en profondeur ainsi que toute la région à retirer. Un matériel chirurgical constitué par une seringue-aiguille, dotée d'un manche est utilisé, il permet à la fois d'effectuer une aspiration et un prélèvement de fragments d'un organe.

Après le prélèvement :

Une fois l'échantillon prélevé, il est mis dans un récipient stérile et immergé dans un liquide fixateur (formol). Le prélèvement est directement envoyé au laboratoire pour l'analyse.

L'envoi de l'échantillon au laboratoire est obligatoirement suivi d'une fiche de renseignements concernant le patient (nom, âge, renseignements cliniques…). Le résultat peut être connu après une dizaine de jours.

Il est conseillé de bien suivre les précautions à prendre après la biopsie (soins d'une plaie, mode de déplacement et de transport), de ne pas hésiter à consulter en cas de fièvre, de douleur ou de saignement et de vous présenter aux séances de contrôle.

Les résultats :

Les prélèvements obtenus sont expédiés le jour même à un laboratoire d'anatomopathologie spécialisé qui adressera le résultat après une dizaine de jours au médecin qui vous a adressé et au médecin radiologue qui a réalisé le geste. Vous serez informé du résultat par votre médecin lors d'une visite ou par le radiologue lors d'une consultation.

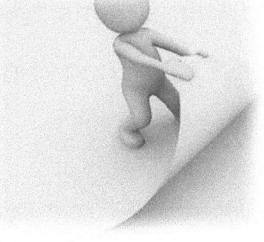

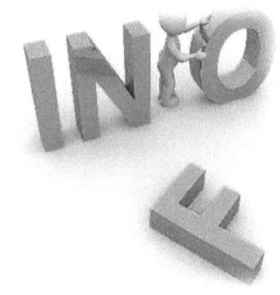

Explications des termes transmis sur mon compte-rendu

Pour rappel, les termes de mon compte rendu lésion QSI droite et gauche à l'union des quadrants supérieurs. Biopsie correspond à un carcinome infiltrant NST de grade II, Ki67 20 %, RH 100 %, HER2 -, RE + RP.

***QSI et QII* :** Endroit où se situe la tumeur sur le sein, quadrant supérieur (haut du sein), quadrant inférieur (bas du sein)

NST : Les cellules cancéreuses du sein sont examinées au microscope lorsqu'elles ne présentent aucune caractéristique spécifique. On les appelle cancer du sein « sans type particulier » (NST) ou « non autrement spécifié » (NOS).

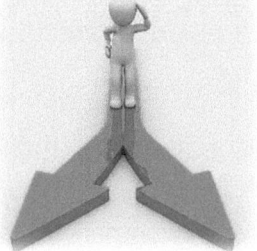

Explication sur dessin du Sein Droit :

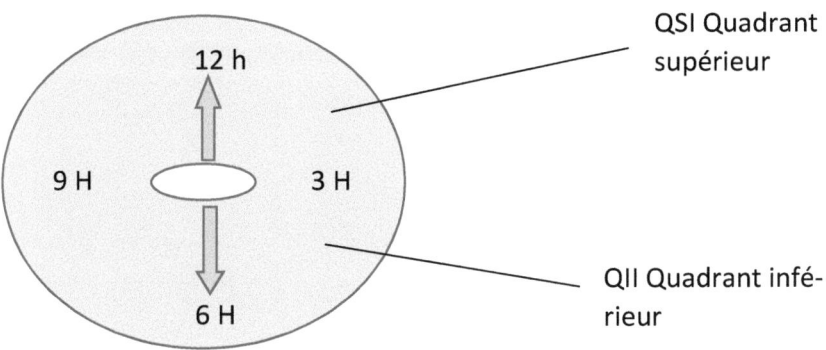

Carcinome infiltrant :

Le carcinome canalaire infiltrant, désigne une tumeur du sein dont les cellules se sont propagées en dehors des canaux mammaires pour envahir les tissus voisins, voire les ganglions lymphatiques. On peut aussi employer les termes de carcinome canalaire invasif, ou d'un adénocarcinome canalaire invasif du sein.

* Il existe aussi les carcinomes in situ. La différence, c'est que le carcinome infiltrant signifie que le cancer est sorti du compartiment où il est né (canaux ou lobules pour le sein). Cela signifie que les cellules cancéreuses ont une capacité d'extension au tissu mammaire voisin et vers d'autres organes (métastases). Un carcinome in situ n'a pas (ou pas encore) cette faculté.

Grade II : Les cellules cancéreuses de grade 2 sont différentes des cellules normales, se divisent un peu plus vite que la normale et se développent de façon désorganisée et irrégulière.

Plus une cellule cancéreuse se développe vite, plus elle se divise rapidement et plus le risque de propagation du cancer dans l'organisme augmente.

Ce critère est étroitement lié au nombre de cellules qui se divisent. L'aspect microscopique d'une cellule qui se divise (on dit aussi qui est en mitose) est caractéristique.

Le pathologiste va compter, sur une surface définie, le nombre de cellules qui se divisent.

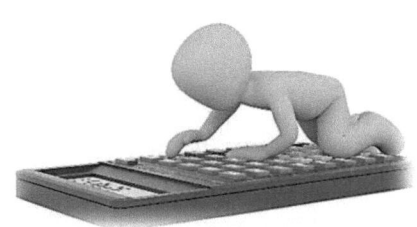

De manière générale :

Le grade I correspond aux tumeurs les moins agressives.

Le grade II est un grade intermédiaire entre les grades 1 et 3.

Le grade III correspond aux tumeurs les plus agressives.

Chacun de ces 3 critères est évalué et une note allant de 1 à 3 lui est attribuée.

Critère	Note 1	Note 3
Architecture	La tumeur contient beaucoup de structures bien formées.	La tumeur contient peu ou pas du tout de structures bien formées.
Noyau	Les noyaux de la tumeur sont petits et uniformes.	Les noyaux de la tumeur sont gros et leur taille et leur forme varient.
Activité mitotique	Les cellules de la tumeur se divisent lentement = faible nombre de mitoses.	Les cellules de la tumeur se divisent rapidement = important nombre de mitoses.

Le grade d'un cancer correspond à la somme des notes obtenues pour chacun des trois critères.

On obtient ainsi un score global classé de I à III qui correspond au grade Histo pronostique d'Elston-Ellis. Lorsqu'on obtient les scores 3,4 et 5, on parle de grade I ; pour des scores de 6 et 7, on parle de grade II et pour des scores de 8 et 9, on parle de grade III.

Mitoses : Division de la cellule (voir tableau précédent)

Ki67 : Il met en évidence un antigène exprimé pendant la division cellulaire. Le taux indique le pourcentage de cellules en cours de division au moment du dosage. La valeur du KI 67 a un intérêt pronostique, un taux élevé étant le témoin d'une agressivité tumorale importante et donc d'une sensibilité importante à la chimiothérapie. Une expression élevée de Ki-67 a été définie comme étant de 20 % ou plus.

RH : Récepteurs hormonaux. Les récepteurs de l'estradiol et de la progestérone sont recherchés systématiquement sur les biopsies. Ils sont le témoin du rôle des hormones, en particulier de l'estradiol, dans la prolifération cellulaire. Inversement, seules les cellules ayant de tels récepteurs pourront répondre à un traitement antihormonal (appelé hormonothérapie). L'hormonothérapie bloque les récepteurs (anti-œstrogènes) et s'oppose à la production des œstrogènes (suppression ovarienne chez la femme et inhibiteurs d'aromatase chez la femme ménopausée). Une tumeur hormono-sensible a, globalement, un meilleur pronostic qu'une tumeur non hormono-sensible mais les récidives peuvent survenir de façon beaucoup plus tardive que pour les tumeurs non hormono-sensibles.

RE : Récepteurs Œstrogènes

RP : Récepteurs Progestérones

HER2 : HER2 est un oncogène (gène dont l'altération ou l'hyper-expression favorise la transformation d'une cellule normale en cellule cancéreuse). Surexprimé dans environ 15 % des cancers du sein.

HER2 négatif - = Pas de surexpression HER2 lors de la biopsie. HER2 positif + = Cette surexpression s'explique par une amplification du gène HER2 qui peut être recherchée par une technique de biologie moléculaire.

HER2 se comporte comme un récepteur de facteur de croissance activé en permanence. Ces tumeurs sont très prolifératives, donc spontanément de mauvais pronostic. Elles sont sensibles aux anticorps anti HER2 (Trastuzumab, Pertuzumab), un traitement par ces molécules permet aux cancers HER2 positifs d'avoir un pronostic comparable aux cancers HER2 négatifs.

*Ces explications sont **NON exhaustives**, il existe bien d'autres termes, je parle en définitions de celles qui ont fait partie de mon cheminement. Je vous conseille d'aller, si besoin, sur les sites internet de l'institut National du Cancer, sur les supports transmis par vos oncologues. Le livre « oncologie intégrative, du cancer vers la santé » peut apporter des explications complémentaires que l'on ne trouve pas dans les sites "officiels".*

Chapitre 2

Le bilan d'extension

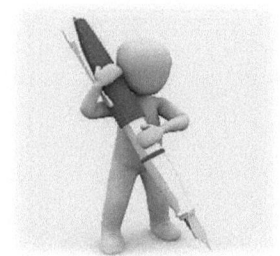

Bilan d'extension

Suite aux résultats de la biopsie, et à la transmission du compte rendu, j'ai pris contact avec ma gynécologue.

Elle m'a donné des ordonnances, pour ce que l'on appelle un « bilan d'extension ». Aucune information ne m'a été expliquée, on m'a juste dit que c'était le protocole habituel.

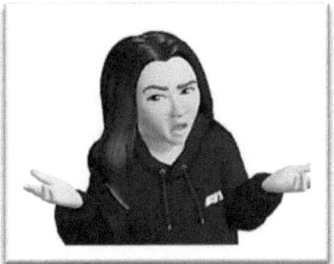

Une fois qu'une tumeur cancéreuse est détectée, il s'ensuit une batterie d'autres examens que l'on appelle « bilan d'extension », afin de déterminer si d'autres organes sont touchés. (Je précise tumeurs cancéreuses, car des tumeurs bénignes qui sont donc non cancéreuses existent également).

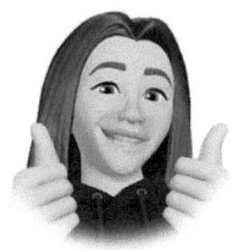

Après avoir appris le diagnostic du cancer, ma gynécologue a demandé à sa secrétaire de prendre les rendez-vous, ce que j'ai grandement apprécié.

Cette dernière a aussitôt appelé pour fixer les dates pour faire une radiographie des poumons et une échographie du foie, toutes les deux prévues le 12 janvier 2023, et une scintigraphie osseuse prévue le 31 Janvier 2023.

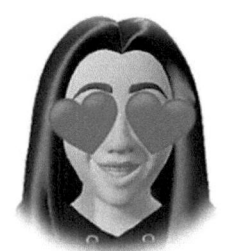
Les examens du 12 Janvier 2023 n'ont décelé aucune anomalie sur les poumons et le foie. (Soulagement !)

Par la suite, le 23 Janvier 2023, j'ai eu rendez-vous avec l'oncologue à l'hôpital de cancérologie. Cette oncologue est spécialisée dans les cancers du sein qui s'opèrent. Les cancérologues ont tous leur spécialité, ce que j'ai appris par la suite. Elle m'a donc annoncé que j'avais un cancer du sein bilatéral (des tumeurs dans les 2 seins).

Elle me précise que mon cancer est très réceptif aux hormones, et comme je suis encore « jeune » (oui, oui pour la médecine, à presque 40 ans, on est jeune), il faut donc rapidement s'occuper 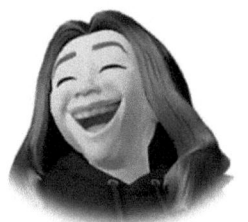 *de traiter les tumeurs pour éviter que cela ne se propage ailleurs.*

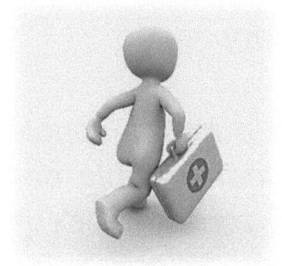
Ainsi, selon elle, l'urgence ne réside pas dans le bilan d'extension, mais dans l'opération !

Cela signifie évidemment que l'on va m'enlever une partie de chaque sein, puis me donner un traitement agressif pour traiter la maladie.

Je dois admettre que le rythme des rendez-vous et des annonces s'accélère tellement, qu'il est difficile de se rendre vraiment compte de tout ce qu'il se passe. Comme l'impression que ce n'est pas réel, que c'est un cauchemar, que l'on va bientôt se réveiller...L'oncologue m'explique que je dois effectuer prochainement un test oncogénétique, car il n'est pas courant à mon âge, d'être atteinte d'un cancer. Je n'ai à ce moment-là, pas compris en quoi cela consistait. (Ce n'est qu'une simple prise de sang, qui part ensuite en analyse complexe et longue de recherche de mutation des gènes de prédisposition à certains cancers).

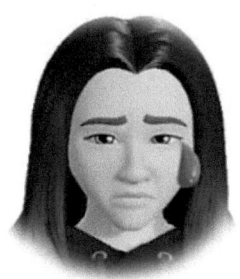

Le rendez-vous me sera envoyé par courrier, et il faudra ensuite attendre un an pour avoir les résultats, (et donc pour savoir si j'ai transmis ces gènes à mes enfants).
Elle m'annonce qu'on allait me faire une prise de sang dès que je sortirais de son bureau, et que je serai bientôt reçue pour une consultation avec un anesthésiste afin d'être opérée rapidement pour retirer les tumeurs.

L'opération sera ensuite suivie de différents traitements (radiothérapie, hormonothérapie ou chimiothérapie en fonction de l'opération).

Par la suite, une infirmière en cancérologie a effectué un prélèvement sanguin, elle m'a précisé qu'il fallait que je m'attende à perdre mes cheveux avec les traitements que l'on me donnerait après l'opération.

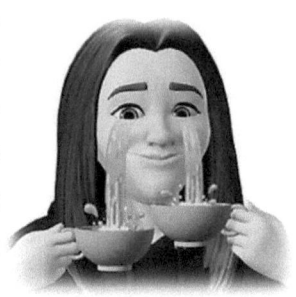

J'ai les cheveux très longs depuis quasiment toujours, l'idée de les perdre ainsi qu'une partie de mes seins, et donc que l'on touche à toute mon apparence et à ma féminité, était dévastatrice pour moi à ce moment-là.
Je n'étais pas encore prête à faire face à ce genre de message, c'était beaucoup trop tôt...Trop d'informations compliquées à assimiler à la suite.

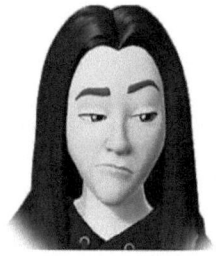

Dans les jours qui ont suivi, j'ai eu rendez-vous avec l'anesthésiste, sans connaître la date de l'opération, qui devait m'être transmise par téléphone du jour au lendemain.

À savoir que pour tout examen, suivi, protocole, les informations nous sont données peu de temps avant (pour ce qui est de l'hôpital dans lequel je suis suivie).

Il est impossible de « s'organiser », on vit en fonction de la maladie, et de ce que l'on nous impose en rendez-vous. La vie d'un malade devient rythmée par les rendez-vous, par l'attente.

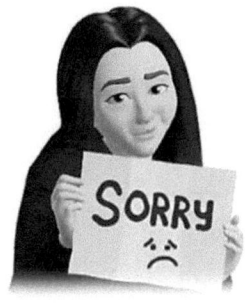

Bien que l'oncologue m'ait dit que le bilan d'extension n'était pas une priorité, je décide de ne pas annuler mon rendez-vous de scintigraphie, prescrit par ma gynécologue et prévu fin janvier.

À suivre ...

Au vu de ces dernières nouvelles, nous avons décidé, mon compagnon, mon frère, mes parents et moi, d'annoncer tous ensemble aux enfants (qui sont des adolescents (11 et 14 ans) et adulte (20 ans)), que je suis malade, que j'ai un cancer.

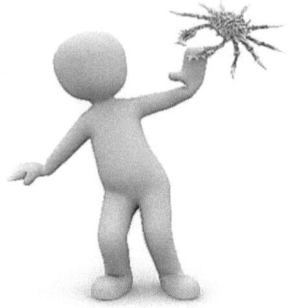

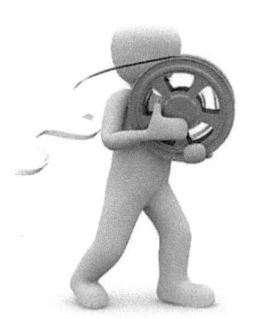

Mon papa a découvert sur les réseaux sociaux un dessin animé très bien réalisé qui explique ce qu'est un cancer et comment il sera traité. Il mentionne aussi quelques conséquences « visibles » des traitements et leurs effets secondaires auxquels il est nécessaire de s'attendre. (Comme la perte de cheveux, la fatigue...)

Nous avons préféré le faire dans un lieu totalement neutre. Nous avons réservé un gîte pour y passer le week-end tous ensemble.

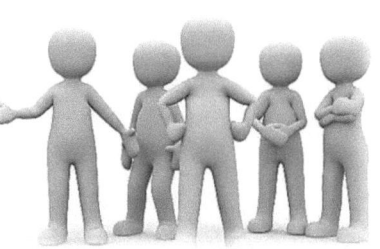

Il nous a paru essentiel que cela se déroule dans un endroit qui ne faisait pas partie de notre quotidien, donc ni chez nous, ni chez les grands-parents, pour éviter que nos maisons ne deviennent évocatrices de mauvaises nouvelles ou

d'insécurité. Le fait que cela se soit déroulé pendant un week-end a également donné l'occasion de faire des activités ensemble, afin de leur montrer que la famille est un pilier au-delà de la maladie et de l'annonce.

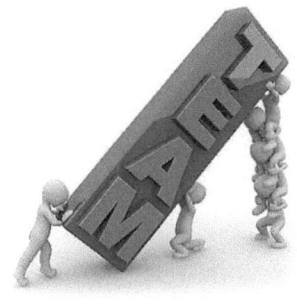

Que l'on peut tomber, mais qu'à plusieurs, on peut s'entraider pour continuer à se lever et à avancer.
Cette étape est très difficile à réaliser, à expliquer, à organiser.

Je ne peux pas donner de conseil, car chaque famille a sa perception de la communication, de ce qu'il faut partager ou non. Le principal c'est de faire de son mieux. Ne pas culpabiliser, et de faire déculpabiliser l'entourage. C'est une épreuve de la vie, ce n'est pas un choix.

On ne choisit pas d'être malade ou d'être accompagnant d'un malade. On traverse les épreuves chacun au mieux, comme on peut.

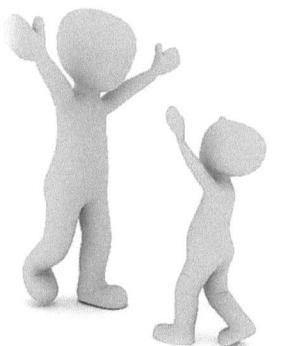

Nous avons tous pleuré, mes enfants m'ont serrée fort dans leurs bras. Ils n'ont pas eu de réelles questions. Ils ont eu besoin, comme nous tous, d'intégrer la situation.

Mes 3 enfants ont des tempéraments très différents, certains ont eu besoin de comprendre au fil du temps, ont posé des questions, et ont souhaité connaître les étapes, et surtout, ils voulaient que je ne leur cache rien. D'autres ne ressentent pas le besoin de savoir, et ne préfèrent pas nous interroger.

On est tous des êtres différents, et il faut s'adapter à la volonté de chacun. Il faut en parler et essayer de comprendre le besoin des uns et des autres.

L'amour est le moteur de tellement de choses ! Et il est suffisant pour avancer.

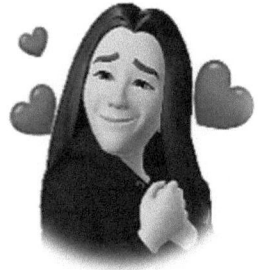

Par ailleurs, les enfants font partie des ressources indispensables à notre quotidien, à notre combat, il faut donc leur laisser le choix de la place qu'ils souhaitent avoir.

J'ai obtenu le rendez-vous pour la scintigraphie osseuse fin janvier 2023. Elle faisait partie des examens prescrits par ma gynécologue pour le bilan d'extension, que j'ai préféré faire malgré les directives de l'oncologue.

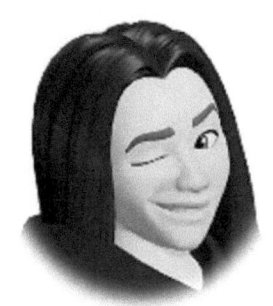

L'examen est très long …. Mais j'étais optimiste, je me disais que les autres examens étant sans aucune anomalie, il en serait de même pour la scintigraphie, que cela me permettrait d'aller au bout des examens prévus initialement. Je préfère les certitudes !

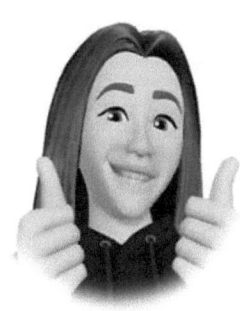

La scintigraphie se passe en service nucléaire. Je n'avais pas d'accès à Internet et interdiction de sortir pendant tout le processus.

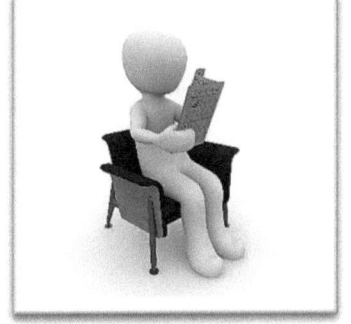

Un produit de contraste est injecté (faiblement radioactif).
Il s'ensuit beaucoup d'attente, dans une pièce qui, pour ma part, était trop étroite, froide, pas

accueillante du tout. J'avais l'impression d'être dans un bunker.

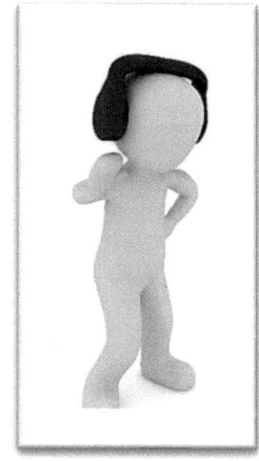

Il faut prévoir de quoi lire, écouter de la musique, s'occuper…. Il faut rester un certain temps à boire beaucoup d'eau, pour que le produit se diffuse dans le corps. Ensuite, nous sommes appelés par un manipulateur en imagerie. La machine utilisée ressemble à un scanner. Après la prise d'images, il faut à nouveau patienter en salle d'attente pour avoir le compte rendu. Il faut compter plusieurs heures.

L'attente est tellement longue qu'on a le temps de refaire le monde en pensées. Puis le médecin nucléaire (je ne sais d'ailleurs pas comment on le nomme) me demande de la suivre dans son bureau.

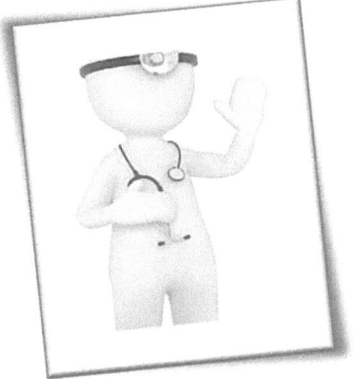

Elle me révèle qu'il y a des lésions osseuses visibles à la scintigraphie et qu'il faut que je transmette cette information à mon médecin. Sa façon de me l'annoncer n'était pas inquiétante.

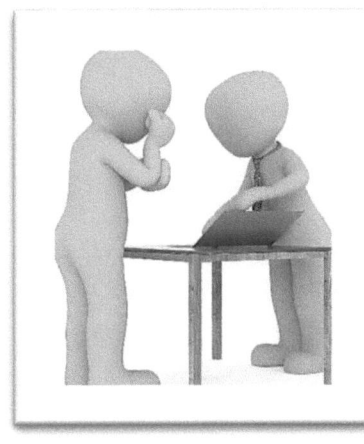

Je n'avais absolument aucune idée de ce que cela voulait dire, lésions osseuses. Comme à mon habitude, j'ai par la suite regardé attentivement le compte rendu, et j'ai fait des recherches sur Internet. Je ne dis pas que c'est ce qu'il faut faire ! Mais mon besoin de comprendre est le plus fort.

J'ai ensuite été convoquée à l'hôpital de Cancérologie. Sur la convocation, il est noté que j'ai rendez-vous avec un médecin sénologue. Mais je ne connais pas la raison de cette convocation, ni ce qu'est un sénologue d'ailleurs.

J'arrive à l'hôpital, on me demande d'aller en service de

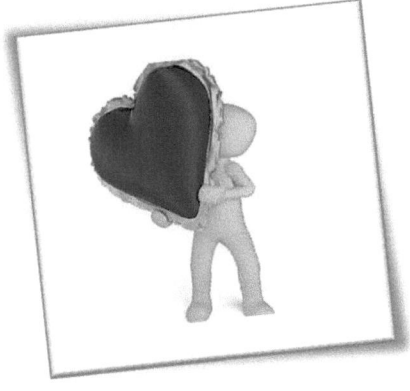

radio/écho/mammo. Je suis en salle d'attente, comme à mon habitude, je raconte tout par texto à mon compagnon qui, lui aussi patiente, dans l'incertitude, seul dans la voiture.

Il me tient à cœur de tout lui expliquer, et de lui laisser une place aussi importante que la mienne dans toute cette épreuve.

Après quelques minutes, je reçois un appel téléphonique d'une secrétaire de l'hôpital. Elle m'explique que finalement, je dois voir la Sénologue, et qu'ensuite je verrai une infirmière et mon oncologue pour finir.

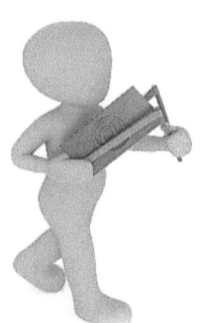

Je m'empresse d'expliquer tout cela par texto à mon compagnon, pour qu'il puisse ne pas s'inquiéter de la longueur des rendez-vous qui m'attendent, puisqu'initialement, je ne venais que pour une consultation.

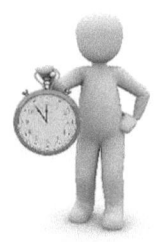

Le temps d'attente est long…. On finit par m'appeler et on me demande de suivre une manipulatrice en radiologie pour faire réaliser une mammographie complémentaire.

Je vais donc dans cette salle, où deux manipulatrices en mammographie me demandent de me déshabiller pour effectuer des clichés supplémentaires.

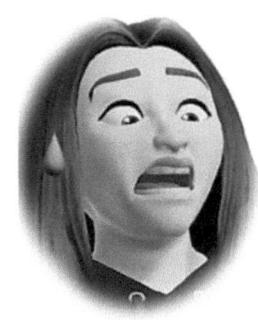
Il s'ensuit de longues minutes de clichés, douloureux, car le problème est toujours le même, mes seins ne sont pas dans les normes physiologiques. Il faut donc une personne qui m'écrase les seins pour que l'autre personne puisse faire le cliché en même temps. De plus, les tumeurs sur le sein droit sont localisées essentiellement sur la partie haute, près du sternum, donc les clichés se compliquent.

Après de nombreux essais, de nombreux échecs, les manipulatrices ont appelé la responsable de service en 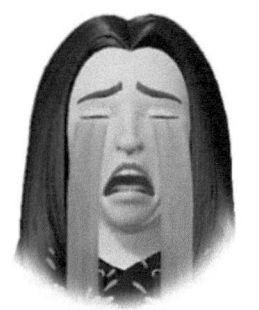 radiologie pour savoir si les clichés suffisaient ou s'il fallait trouver une autre solution.

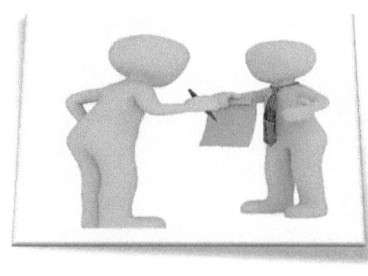
On m'annonce qu'il faut que je rencontre la responsable de service qui est donc le médecin sénologue : « Intitulé de la convocation du jour ». Mais ne connaissant pas les termes, je pensais avoir juste un rendez-vous, comme avec l'oncologue, au cours duquel on m'expliquerait ce qu'il se passe.

Un sénologue est un médecin radiologue ou un gynécologue spécialisé dans les maladies du sein.

Je patiente donc dans une autre pièce. Je ne sais toujours pas pourquoi on me fait faire tous ces examens complémentaires. Je me dis que c'est peut-être pour que l'opération se passe le plus facilement possible, pour enlever toutes les tumeurs.

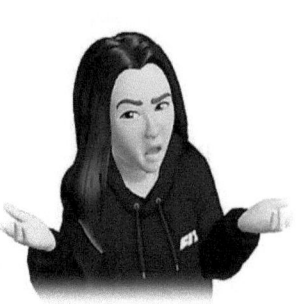

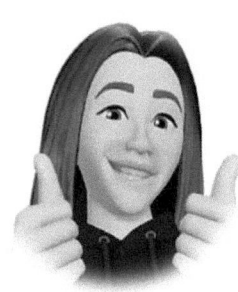

La sénologue me demande de l'accompagner dans son bureau. Elle me demande si elle peut faire des images par échographie.
Elle me dit qu'il faudra peut-être refaire une biopsie en même temps.

Puis quelques minutes passent et l'angoisse me submerge...Une autre biopsie est pour moi impensable au vu du déroulement de la première. J'explique à la sénologue, que j'ai très mal vécu les biopsies faites chez le radiologue, et que si l'on pouvait éviter d'en refaire, cela serait « topissime » !!
Elle me demande de m'allonger après avoir enlevé mes sous-vêtements.

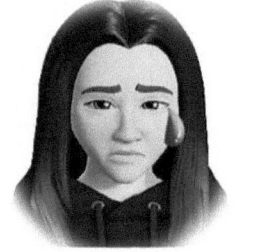

Ensuite commencent environ 30 minutes d'échographies. Plus le temps passe, plus je ressens son inquiétude. Elle me dit plusieurs fois « être désolée », me regarde d'un air grave, en me faisant des tapes amicales sur les mollets.

Je ne comprends toujours pas...
J'étais au départ, venue voir la sénologue sans en connaître la raison, en pensant que j'aurais juste un entretien individuel au cours duquel on m'expliquerait ce qu'il se passe. Je ne comprends pas cette succession d'examens, de non-dits, d'attitudes de personnes qui ont l'air d'être désolées pour moi.

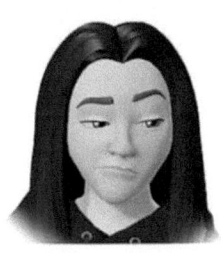

On m'a pourtant annoncé que ça se soigne bien ?!

Elle me dit qu'il faut qu'elle appelle mon oncologue, pour avoir ses directives et savoir si on fait une ou plusieurs biopsies. La salle d'échographie est ouverte sur son bureau.

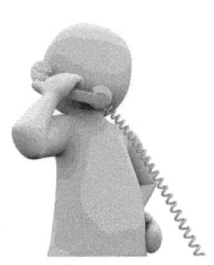

Je tends l'oreille pour écouter au mieux leur conversation. La sénologue explique à mon oncologue qu'au vu des résultats de la scintigraphie, des mammographies, des échographies, des douleurs au sternum, il paraissait évident que mon cancer était différent de ce qu'ils pensaient au départ.

Elle lui a donc demandé les directives à mettre en place. Cette partie-là, je n'ai malheureusement pas pu l'entendre.

Je comprends alors que mon cas devient plus compliqué que prévu, sans savoir exactement ce qu'il en est. La responsable de service me demande de me rhabiller. Elle m'explique que l'on va me faire une prise de sang et que j'avais rendez-vous dans les jours qui suivent avec l'oncologue.

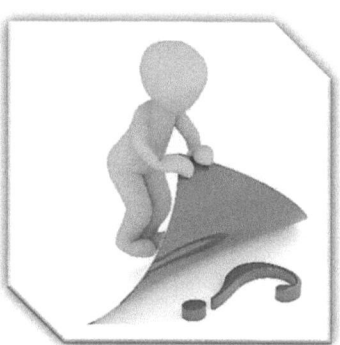

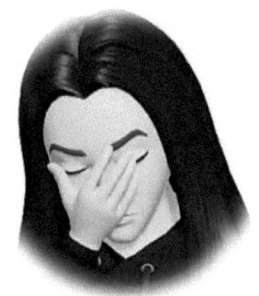

Le secrétariat m'a pourtant dit que je la verrai aujourd'hui, et à priori, elle ne souhaite plus me voir, pourquoi ???

Toutes les informations sont tellement données au compte-goutte, que l'on n'a pas vraiment le temps de comprendre et d'appréhender la situation. On suit le tourbillon dans lequel on nous impose d'être. Sans véritable explication, j'ai cru comprendre que c'était grave, à travers le comportement du personnel, mais sans en être vraiment sûre.

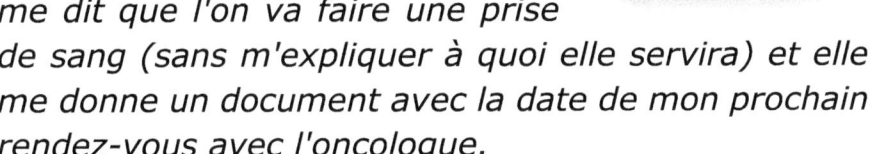

L'infirmière m'emmène dans une pièce de prélèvement. Je lui demande ce que l'on va faire. Elle me dit que l'on va faire une prise de sang (sans m'expliquer à quoi elle servira) et elle me donne un document avec la date de mon prochain rendez-vous avec l'oncologue.

Je vois que le nom de l'oncologue a changé, il m'est inconnu. Je lui demande pourquoi je ne revois pas la

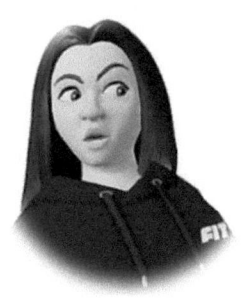

mienne. Elle m'explique qu'ils ont tous leur spécificité, et que la précédente est une oncologue chirurgienne qui opère les tumeurs. Celle avec qui, j'ai désormais rendez-vous, n'opère pas.

Elle me dit qu'il n'est plus question d'opération, que j'aurai des traitements, et qu'il fallait que je m'attende à perdre mes « jolis cheveux ».

Encore cette observation qui ne m'aide pas du tout à me sentir sereine....

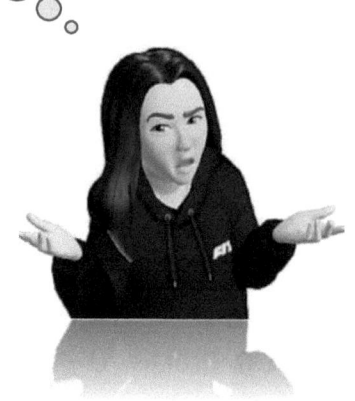

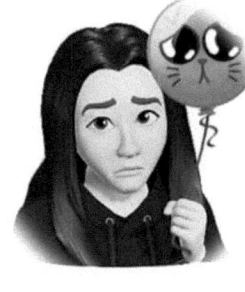

Je repars à la maison, avec plein de questions que je n'ai pas osé poser et d'autres qui sont venues se rajouter au fil des jours avec beaucoup d'inquiétudes et d'incertitudes.

Et bien évidemment, avec des réponses que je ne pouvais pas donner à mon entourage, car je n'avais pas compris ce qu'il se passait.

Le temps va être long, jusqu'au prochain rendez-vous.

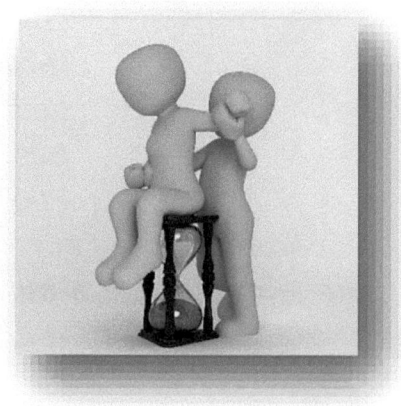

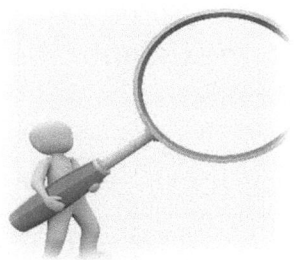

Observations aux patients :

Tout au long de ce début de parcours, j'ai suivi la règle inscrite sur tous les murs : « accompagnant interdit ». Même si ce message est placardé sur les murs, certainement pour éviter les abus, il est vraiment préférable (je dirais indispensable) de ne pas être seule pour ce début d'expérience (demander bien évidemment au préalable à l'accueil de l'hôpital).
Le service nucléaire (pour notamment les tep-scans et les Scintigraphies) est lui est formellement interdit aux accompagnants, pour des raisons de sécurité.

Mon compagnon m'attendait à chaque fois dans la voiture, mais j'aurais tellement aimé qu'il puisse être avec moi en salle d'attente pour enlever ces « angoisses de salle » où personne n'ose se parler, dans laquelle on ressent l'anxiété de tous. L'attente, au même titre que les rendez-vous, donne à nos pensées beaucoup trop de place.

Pour les rendez-vous en service nucléaire, prenez de quoi lire, écouter de la musique, de quoi passer le temps, car ce sont des rendez-vous longs en attente en moyenne 2 heures minimum, avec souvent une connexion Internet inexistante ou une impossibilité d'utiliser nos téléphones.

Par exemple, pour le Tep-scan, nous devons laisser notre corps au repos total, donc interdiction d'utiliser le téléphone.

Personnellement, je n'ose pas toujours poser des questions et je suis longtemps repartie de l'hôpital avec une tonne d'incertitudes et d'interrogations restant sans réponse.

OSEZ ! C'est indispensable pour votre bien-être et pour pouvoir rassurer ou expliquer la situation à votre entourage.

ÉCOUTEZ votre corps, vos ressentis. À plusieurs reprises dans mon parcours, on m'a laissé le choix de faire, ou de ne pas faire. On ne m'a pas imposé les examens. Si vous ressentez qu'il y a quelque chose qui ne va pas, écoutez-vous. Au mieux, vous serez rassuré(e), mais allez toujours au bout des examens proposés, pour avoir des certitudes, et ne pas passer à côté de quelque chose de non visible au départ, ou d'un examen clinique qui paraît normal.

Si vous avez le sentiment que quelque chose ne va pas, mieux vaut aller au-delà, et au mieux être assuré(e) que tout va bien.

Une certitude, vaut mieux qu'une inquiétude liée au doute.

Observations au corps médical :

N'anticipez pas le diagnostic et le protocole de vos patients. Patientez pour avoir tous les éléments en main avant d'annoncer les résultats.

Quelle que soit la maladie, un patient est une personne qui, généralement, ne comprend ni le diagnostic, ni le protocole.
Prenez le temps de vérifier s'il a bien assimilé, et le temps d'expliquer la suite. Même si ce n'est pas dans

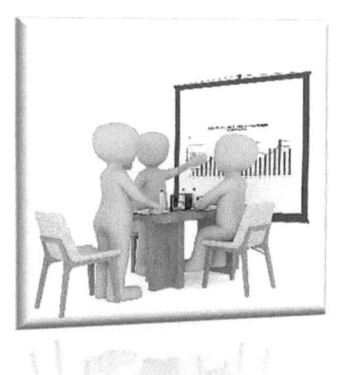

le détail, mais a minima l'explication et la raison des examens faits et du changement de protocole, donc de médecin s'il y a…

Dire aux patients qu'il est possible de perdre leurs cheveux : ce message doit être plutôt transmis par les oncologues lors d'une prise de traitement qui pourrait avoir ce type de symptômes, mais surtout pas avant.

Pour le bien-être des patients, proposez leur d'être accompagnés, et lorsqu'ils passent des examens longs, n'hésitez pas à préciser qu'ils peuvent amener de quoi occuper leur temps d'attente.

Des fascicules explicatifs donnés à chaque rendez-vous (si besoin bien sûr, mais proposés de façon systématique), seraient vraiment des supports très bénéfiques pour les malades et pour les aidants.

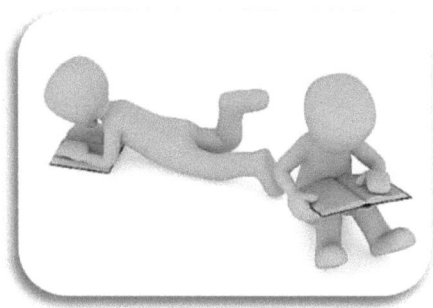

Afin de mieux appréhender la maladie, le ou les traitements, les effets indésirables et les différentes possibilités d'accueil, d'écoute et d'accompagnement (pour le malade et pour les aidants qui sont le socle indispensable à notre quotidien).

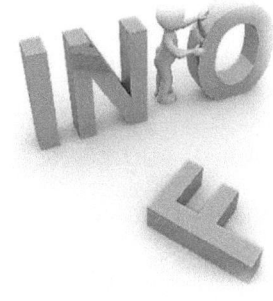

Explications sur les différents examens du bilan d'extension

Le bilan biologique : Analyse de sang, (en fonction de la pathologie, une analyse urinaire peut également être demandée)

Échographie : Examen par ultrasons. L'examen dure entre 10 et 30 minutes. Un gel froid est appliqué pour faciliter l'utilisation de la sonde. La sonde est déplacée en fonction des endroits à vérifier.

Scanner : Examen de radiologie

Radiologie : Technique d'imagerie par rayon X

IRM : Examen d'imagerie par ondes électromagnétiques

Tomosynthése : Technique de mammographie numérique

Scintigraphie osseuse : Examen d'imagerie pour rechercher les métastases osseuses

Pet-scan (ou TEP-scan) : Abréviation anglaise de Emission positons tomographie (tomographie par émission de positons), examen qui permet d'obtenir des images précises du corps en trois dimensions sur un écran d'ordinateur. Les médecins nucléaires francophones abrègent le nom de cet examen en TEP.

La TEP détecte les foyers d'activité cellulaire augmentée : comme les cellules cancéreuses prolifèrent plus que les cellules saines, les zones rassemblant des cellules cancéreuses apparaissent « hyperfixantes » par rapport aux autres zones normales.

Lors des comptes rendus, vous verrez que l'on parle de SUV qui représente la Valeur de fixation normalisée.

Pourquoi le SUV est-il si utile ? La conversion des images en SUV permet de « normaliser » les images et de les rendre comparables d'un sujet à l'autre, et d'un examen à l'autre, puisque la valeur attendue est toujours 1, quelle que soit l'activité injectée et la corpulence du sujet concentration d'activité (kBq/mL) SUV = "poids du patient (g)" SUV = 1 dans tout l'organisme.

Si

1/ le traceur se distribuait uniformément dans l'organisme.

2/ la densité du patient valait 1 (1g = 1 ml) SUV > 1, hyperfixation.

Source et document complet ici :

https://irene.guillemet.org/coursem/INSTN2011.pdf

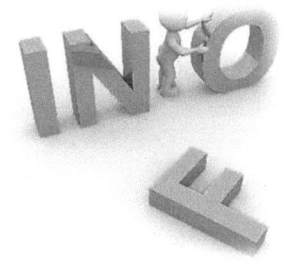

Explications des termes transmis sur mon compte-rendu de scintigraphie

Ci-dessous les termes de mon compte rendu de scintigraphie :
Aspect scintigraphique suspect de deux localisations secondaires osseuses, versant postérolatéral gauche du corps vertébral de L4 et supra cotyloïdienne gauche, fixation hétérogène scapulaire bilatérale.
Intérêt d'un complément d'investigation par Tep-TDM au 18F-FDG. (Le fameux Tep-scan)

Localisations secondaires osseuses :
Cela veut dire qu'il y a la présence de tumeurs secondaires osseuse (cancer secondaire osseux), issu de métastases d'un cancer primaire.

Versant postéro latérale gauche du corps vertébral de L4 :
Situé à l'arrière et sur le côté gauche de la vertèbres L4

Bilatérale : veut dire des 2 cotés.

Fixation hétérogène scapulaire bilatérale :
Produit de contraste qui fixe de façon non habituelle sur l'ensemble osseux constitué de la clavicule, l'acromion, et l'épine de l'omoplate (parties qui servent d'attaches aux membres supérieurs).

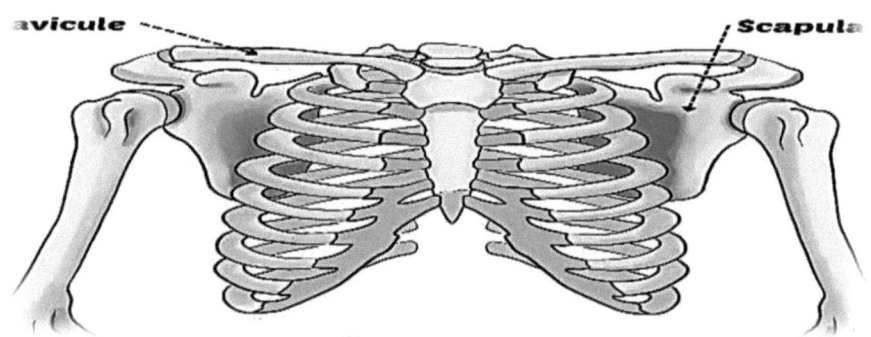

Supra cotyloïdienne gauche :
Partie de la hanche

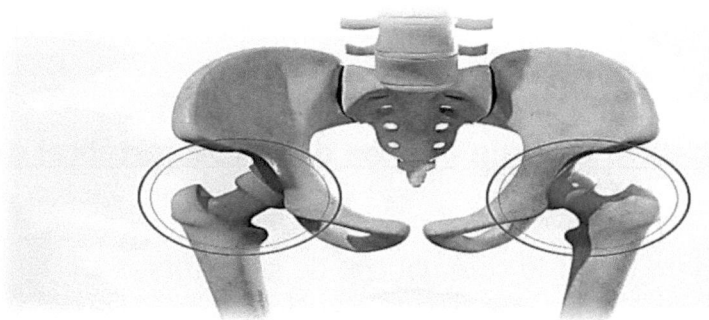

Intérêt d'un complément d'investigation par Tep-TDM au 18F-FDG :

Le radiologue préconise d'effectuer un examen complémentaire pour confirmer le diagnostic du 2éme cancer (cancer secondaire).

L'examen Tep-TDM (Tomographie par Émissions de Positions) également connu sous le nom de TEP-SCAN, il combine scintigraphie et scanner avec injection d'un produit légèrement radioactif.

Le produit d'injection 18-FDG est un traceur utilisé lors de l'injection, c'est une molécule de fluor-18.

Tumeur : Grosseur plus ou moins volumineuse due à une multiplication excessive de cellules normales (tumeur bénigne) ou anormales (tumeur maligne). Les tumeurs bénignes (comme par exemple les grains de beauté, les verrues...) se développent de façon localisée sans altérer les tissus voisins. Les tumeurs malignes (cancer) ont tendance à envahir les tissus voisins et à migrer dans d'autres parties du corps, produisant des métastases.

Métastases : Tumeur formée à partir de cellules cancéreuses qui se sont détachées d'une première tumeur (tumeur primitive) et qui ont migré par les vaisseaux lymphatiques ou les vaisseaux sanguins dans une autre partie du corps où elles se sont installées. Les métastases se développent de préférence dans les poumons, le foie, les os, le cerveau. Ce n'est pas un autre cancer, mais le cancer initial qui s'est propagé. Par exemple, une métastase d'un cancer du sein installé sur un poumon est une tumeur constituée de cellules de sein ; ce n'est pas un cancer du poumon. Le risque de développer des métastases dépend des particularités de la première tumeur.

Nodule : Formation anormale, généralement arrondie et de petite taille, cancéreuse ou non, dans un organe ou à sa surface.

Cancer métastatique : Un cancer est dit métastatique quand ses cellules se sont propagées dans un ou plusieurs autres endroits du corps.

*(Ces explications sont **NON** exhaustives ; il existe bien d'autres termes, je parle en définitions de celles qui ont fait partie de mon cheminement. Je vous conseille d'aller, si besoin, sur les sites internet de l'Institut National du Cancer, et sur les supports transmis par vos oncologues).*

Chapitre 3

Le diagnostic définitif

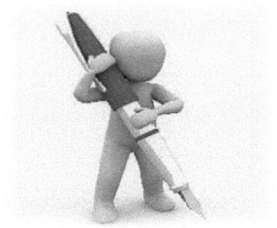

Le diagnostic définitif

Je dois effectuer un Tep-scan (nommé comme cela à l'hôpital dans lequel je suis désormais suivie, mais on peut également dire Pet-scan, l'un est en français, l'autre en anglais), comme indiqué sur les préconisations du compte rendu de scintigraphie.

Je passe donc cet examen, où nous ne pouvons pas être accompagnés. Examen qui dure environ 2 heures, sans téléphone (hormis la musique avec écouteurs, qu'ils tolèrent en fonction des hôpitaux).

Les résultats me seront donnés lors du rendez-vous avec l'oncologue (qui est souvent disponible une semaine après l'examen à l'hôpital dans lequel je suis suivie). On ne s'appelle pas patient pour rien :

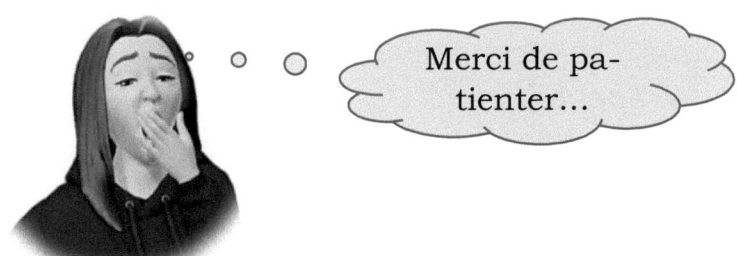

Me voilà convoquée pour le rendez-vous avec la nouvelle oncologue. Au vu de la gravité des précédents rendez-vous et examens, mon compagnon et ma maman m'ont accompagnée. Non seulement en salle d'attente, mais surtout au rendez-vous en lui-même.

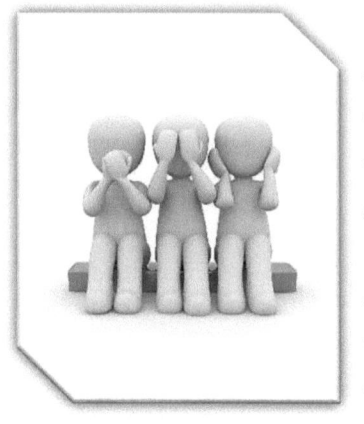

Il était indispensable d'être ensemble, pour réaliser ce qu'il se passait et pouvoir tous poser nos questions. Comprendre pourquoi on ne m'opère plus, pourquoi les expressions du personnel avaient l'air si graves.

Je vais renseigner mes étiquettes d'admission.

On me donne un dossier, avec un fascicule de numéros de téléphones pour les soins de support (prise en charge de la douleur, nutrition, psycho-oncologue, service social, kinésithérapeute, oncoréhabilitation, orthophonie, ergothérapie, stomathérapeute, soins palliatifs, oncosexologie, sophrologie, soins socio-esthétiques, activité physique adaptée, éducation thérapeutique, sevrage tabagique, ostéopathie, AJAMIP)

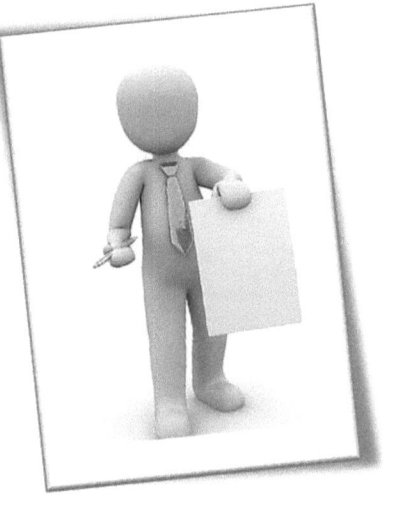

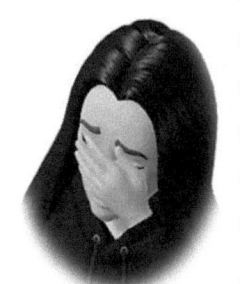

Ce fascicule est accompagné d'un dossier à remplir pour donner les directives anticipées en cas de décès (cela ne donne pas envie d'aller au rendez-vous ou peut-être en moonwalk).

Nous allons en salle d'attente, toujours une ambiance très glaciale. Il y a beaucoup de monde, un silence qui fait froid dans le dos. Sur chaque mur, on nous rappelle pourquoi on est là.

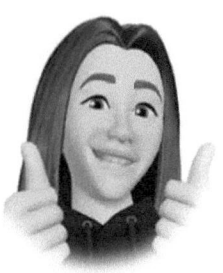

Un fond de musique serait tellement bénéfique, une décoration colorée, de belles photos, pourquoi pas un animateur pour permettre de rire, de vivre cette situation de façon plus légère...

C'est à notre tour, on nous appelle. Nous demandons si nous pouvons venir tous les trois, on nous dit « bien sûr !» Nous qui angoissions à l'idée de ne pas pouvoir être ensemble, la réponse nous a, je pense, tous soulagés.

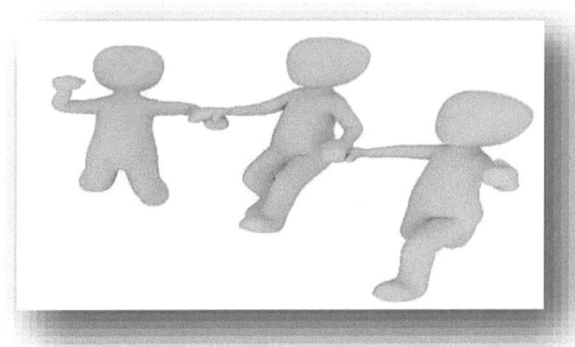

On s'assoit tous sagement pour entendre la sentence !

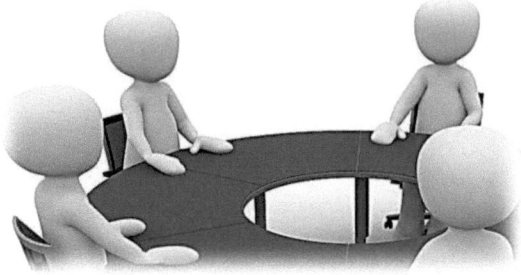

On nous explique qu'il n'est plus possible d'opérer, car le cancer des seins a voyagé dans tout mon corps et s'est donc propagé à d'autres organes.

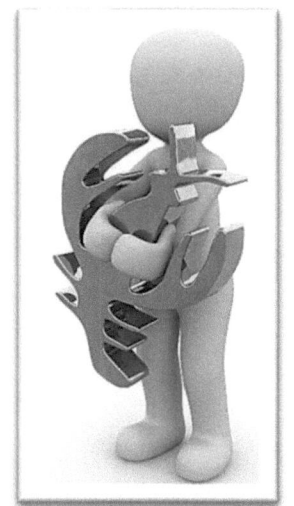

Les opérations se font (généralement) sur des cancers qui restent localisés, pour justement éviter qu'ils ne se propagent, mais là, dans mon cas, c'est trop tard !

On nous annonce : « Il s'agit d'un cancer métastatique d'emblée, ou de néoplasie mammaire bilatérale métastatique », d'une maladie dite « chronique » dont vous ne guérirez pas.

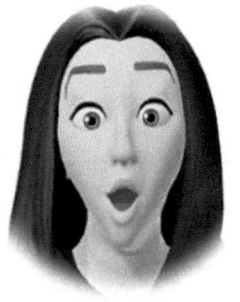

Vous aurez désormais une épée de Damoclès sur la tête dans votre quotidien.

Les traitements vous serviront à vivre le plus longtemps possible, mais ne vous permettront pas de guérir.

Ils permettront des périodes de stabilité, et permettront de gagner du temps de vie (je dirais de la survie en fonction des effets secondaires des traitements, mais c'est très personnel comme perception).

Il y aura des périodes où vous aurez une réponse métabolique partielle et parfois des périodes durant lesquelles vous aurez une réponse métabolique complète et d'autres fois le traitement ne sera pas adapté.

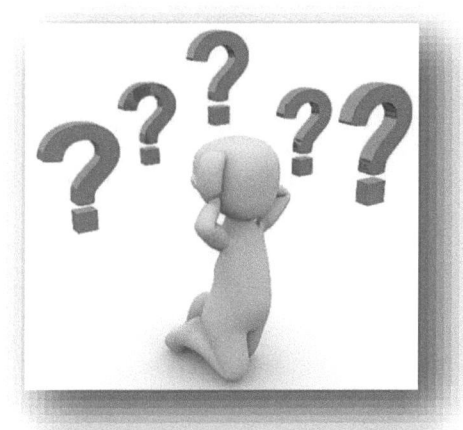

Qu'est-ce que cela veut dire ?

Cela veut dire que le cancer sera réactif aux traitements sur certaines tumeurs, ce qui provoquera une diminution ou une stabilisation des tumeurs ou d'une partie des tumeurs (oui, oui c'est très complexe) et des périodes durant lesquelles le cancer reprendra le dessus malgré le traitement. Il faudra alors en

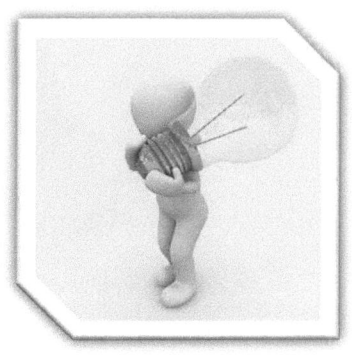

changer. Et ce, tout au long de votre vie. Une adaptation du traitement à l'évolution de la maladie. En termes plus simples, parfois le traitement permettra au cancer de faire une sieste, et parfois il se réveillera malgré le traitement. Ce qui voudra dire qu'il faut modifier la ligne de traitement.

Votre cancer étant très hormono-dépendant, nous allons commencer par vous donner une hormonothérapie avec un inhibiteur de l'aromatase, une thérapie ciblée et une injection mensuelle de mise en ménopause chimique (autant vous dire que l'on n'a pas compris grand-chose au traitement). Mais pour le moment, pas de chimiothérapie.

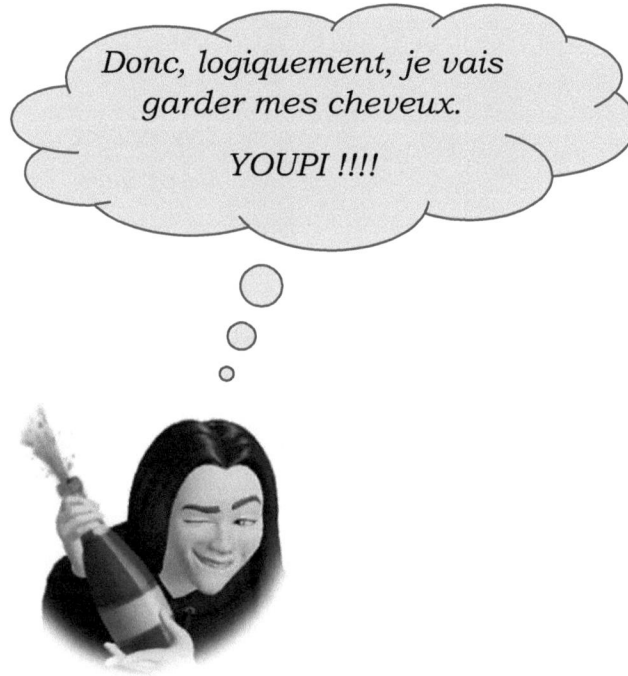

Pour résumer mon début de parcours de diagnostic :

Rendez-vous extérieur (en dehors de l'hôpital de cancérologie) :

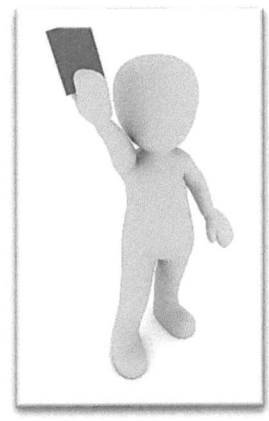

Rendez-vous chez ma gynécologue le 25 Novembre 2022, qui m'a donné une ordonnance pour une échographie, par principe pour me rassurer, mais sans grande conviction qu'il y avait lieu d'examen complémentaire, car l'examen clinique du jour était normal.

Rendez-vous pour l'échographie le 9 décembre 2022, examen qui révèle en conclusion : Masse supéro-interne droite accompagnée d'un groupe de microcalcifications classées ACR 4. Nodule irrégulier visible en situation supéro-interne gauche, classé ACR4 également. On propose la réalisation de micro biopsies mammaires.

Comme noté sur le compte-rendu, on m'a proposé ces biopsies pour vérification. On ne me les a pas imposées. Donc on aurait pu passer à côté de la suite.

Rendez-vous pour effectuer les biopsies le 19 décembre 2022. Convocation pour les résultats de la biopsie le 2 janvier 2023.

Bilan d'extension :

Échographie abdomino pelvienne le 12 janvier 2023

Radiographie Thoracique le 12 janvier 2023

Scintigraphie osseuse le 31 janvier 2023

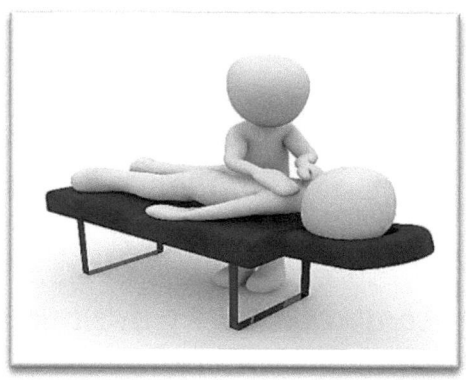

Rendez-vous à l'hôpital de Cancérologie :

Premier rendez-vous avec l'oncologue le 23 janvier 2023. Ce jour-là, l'oncologue m'a précisé qu'elle n'aurait pas forcément fait faire la scintigraphie, surtout du fait que les examens échographie abdomino-pelvienne et radiographie thoracique, étaient revenus tous deux normaux. J'ai eu de la chance que ma gynécologue ait pris le soin de me prendre ce rendez-vous. Car c'est suite à cette scintigraphie que l'on a pu se rendre compte de l'anomalie osseuse.

Rendez-vous avec l'anesthésiste le 6 février 2023

Rendez-vous avec le radiologue pour une mammographie le 9 février 2023

Rendez-vous avec la nouvelle oncologue pour diagnostic définitif le 22 février 2023

Début des traitements le 27 février 2023

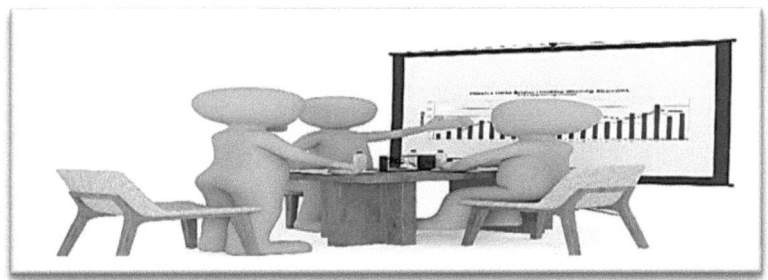

Date	Examens
25/11/2022	Rendez-vous gynécologue
09/12/2022	Echographies
19/12/2022	Biopsies
02/01/2023	Résultats biopsies
12/01/2023	Échographie abdomino-pelvienne
12/01/2023	Radiographie thoracique
23/01/2023	Consultation oncologue
06/02/2023	Rendez-vous anesthésiste
09/02/2023	Mammographie, radios en service Cancérologie
22/02/2023	Consultation nouvelle oncologue pour diagnostic définitif
27/02/2023	Début des traitements

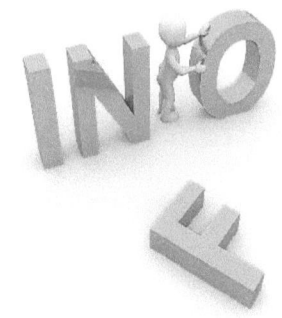

Définition et explication :« Cancer métastatique d'emblée »

Qu'est-ce qu'un cancer ?

Nos organismes sont constitués de minuscules éléments : les cellules. Au cœur de ces cellules, il y a des gènes qui contiennent des informations nécessaires à leur bon fonctionnement et ces gènes déterminent un certain nombre de caractéristiques.

Chaque cellule naît puis se multiplie.

Elle donne naissance à de nouvelles cellules, puis meurt. L'ensemble des caractéristiques et des informations qu'elle contient est transmis aux nouvelles cellules. Il arrive que certains gènes présentent des anomalies, ce qui provoque un dérèglement du fonctionnement de cellules qui se comportent de façon anormale.

Que se passe-t-il lorsqu'il y a une anomalie sur ces gènes ?
Plusieurs possibilités :

- Soit ces anomalies sont réparées,

- Soit, elles provoquent une mort spontanée de la cellule défaillante,
- Soit, elles survivent et continuent leur cheminement, tout en se propageant.

Un Cancer c'est ça !

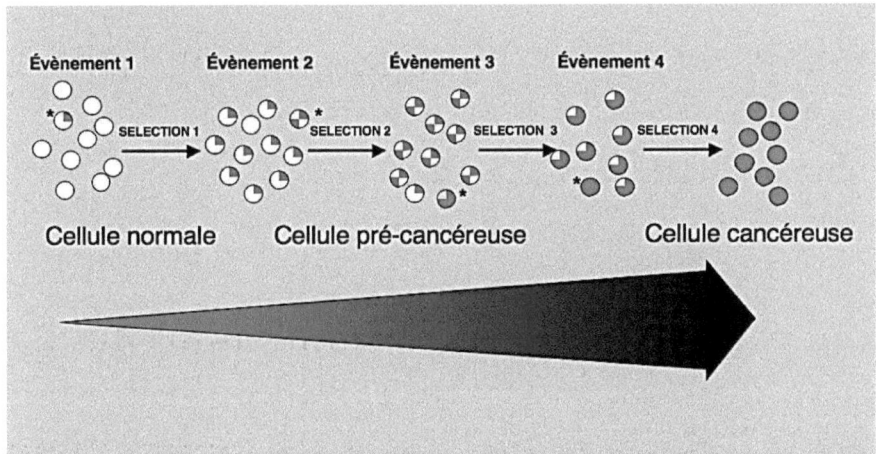

Un cancer est une maladie provoquée par une cellule qui était au départ « normale » et dont la programmation s'est déformée, s'est déréglée, est devenue défaillante.

Elle continue à se multiplier et à donner naissance, mais au lieu de donner naissance à des cellules saines, elle donnera naissance à des cellules anormales qui à leur tour prolifèrent de façon excessive et anarchique dans un microenvironnement permissif / collaboratif.

Ces différentes cellules forment au fil du temps une masse que l'on peut appeler tumeur maligne, masse cancéreuse, tumeur cancéreuse, bref, la naissance du cancer.

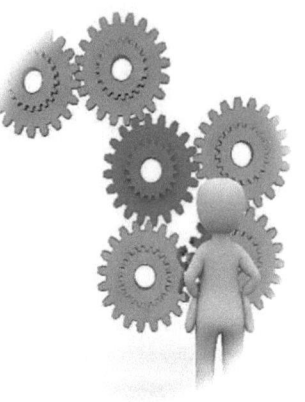

Le mot cancer désigne un groupe de maladies très différentes. Chaque cancer, vous l'aurez compris, a sa propre programmation, sa propre identité et son propre fonctionnement.

Il y a plusieurs types de cancers qui sont définis par leur nature.

- Les carcinomes, qui sont des cellules cancéreuses qui recouvrent la surface d'un organe. Ce qui est souvent le cas des seins et de la prostate.
- Les sarcomes, qui sont des cellules cancéreuses qui apparaissent dans un tissu de soutien ou conjonctif comme les os, les muscles, la graisse.
- Les cancers hématologiques, qui sont des cellules cancéreuses qui apparaissent dans la moelle osseuse. Elles fabriquent les cellules du sang. Elles peuvent donc toucher différents organes. Les trois

principales familles de cancers hématologiques sont les leucémies, les myélomes et les lymphomes.

Qu'est-ce qu'un cancer métastatique ?

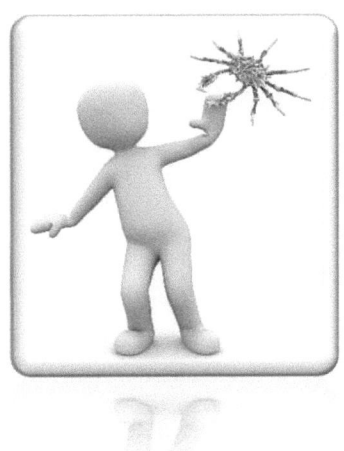

Les sarcomes et les carcinomes sont des tumeurs dites solides. Elles suivent (généralement), les mêmes étapes si aucun traitement n'est donné.

La tumeur au départ est locale, puis elle grandit, se développe et finit par envahir les tissus voisins. La tumeur devient donc une tumeur invasive, on parle de cancer invasif.

Il s'ensuit (généralement), un déplacement des cellules cancéreuses de la tumeur primitive vers les vaisseaux

sanguins et le système lymphatique qui vont s'accrocher à d'autres organes en voyageant. Il se forme alors des métastases à distance de la tumeur primitive.
Le cancer localisé devient alors un cancer métastatique.

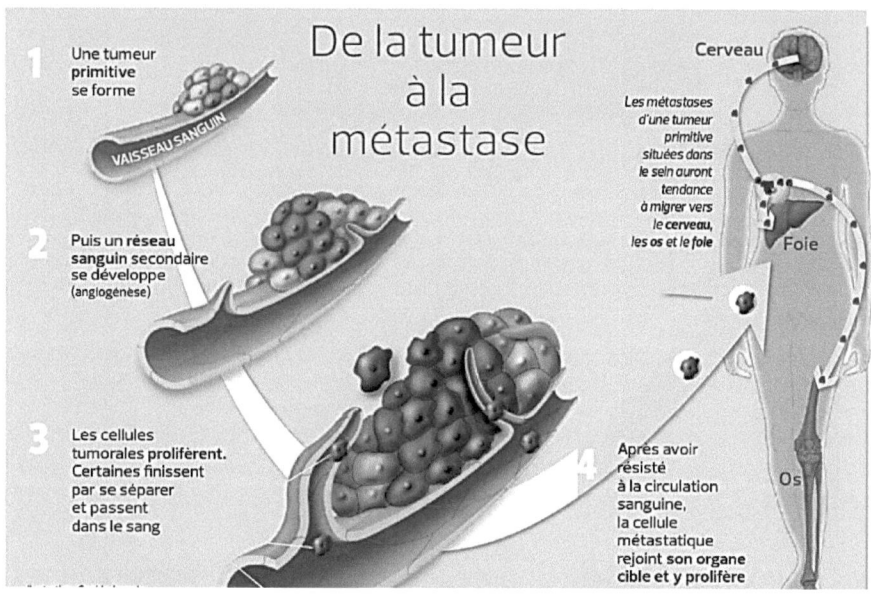

Au moment du diagnostic, les médecins définissent à travers vos résultats le type de cancer, son grade et son stade.

Il existe différents stades de cancer du sein.

Le cancer du sein est souvent classé en stades (**ne pas confondre avec grade**) de cancer allant de 0 à 4 en fonction de la taille de la tumeur et de son degré d'extension aux ganglions lymphatiques adjacents et à d'autres parties du corps.

Le cancer du sein des stades 0, 1 et 2 dit cancer du sein localisé fait référence à un cancer confiné au sein ou qui s'est propagé uniquement aux ganglions lymphatiques situés à proximité du sein. Le traitement de ce type de cancer du sein est réalisé sur une période limitée.

Le cancer du sein de stade 3, dit cancer du sein localement avancé, se limite au même sein que la tumeur primitive. Il s'étend à un ou plusieurs ganglions lymphatiques de l'aisselle ou à d'autres localisations proches sans atteindre d'autres organes.

Dessin Cancer localisé du sein :

La tumeur est localisée à un seul endroit ou à de proches localisations sans atteindre d'autres organes.

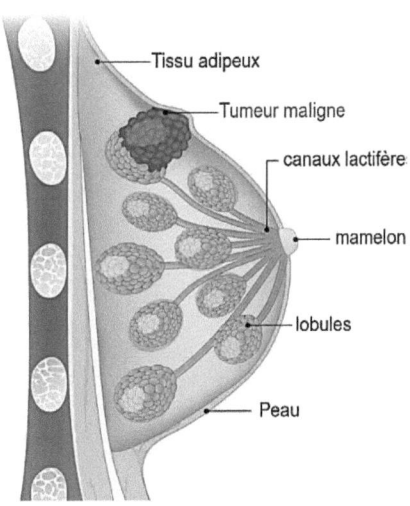

Le cancer du sein de stade 4 dit cancer du sein métastatique signifie que le cancer s'est propagé (métastasé) vers d'autres organes du corps.

Dessin Cancer du sein métastatique :

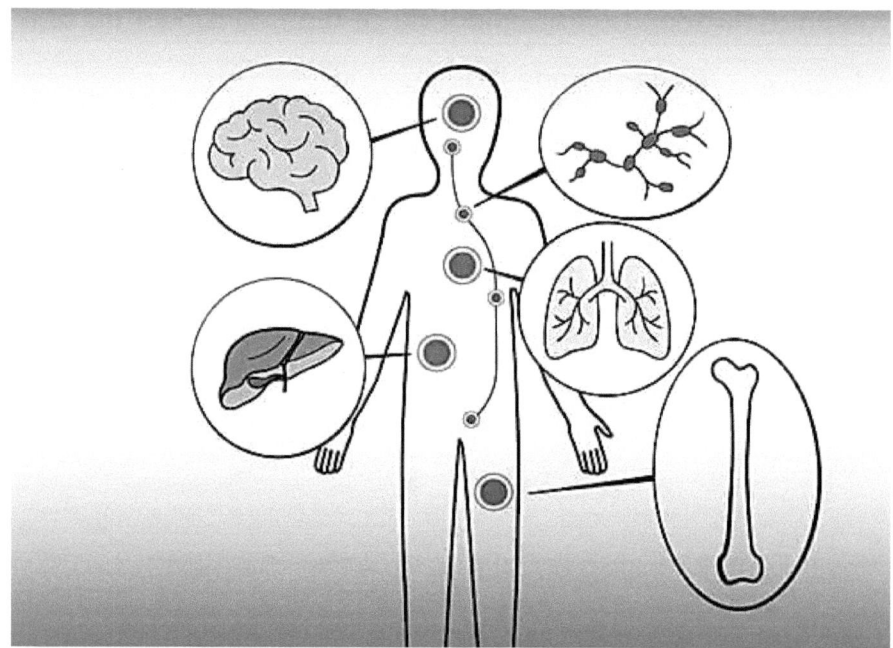

La tumeur primaire, a circulé dans tout le corps. Les tumeurs secondaires se sont installées sur d'autres organes. Certaines seront visibles, car seront actives lors du Tep-scan, d'autres seront en train de dormir ou seront de trop petites tailles pour être visibles au Tep-scan. Elles le seront au fil de la maladie.

Le cancer métastatique d'emblée, qui, pour ma part, a été découvert au stade 4 le jour du diagnostic, représente un très faible pourcentage de diagnostics de cancer du sein. Le cancer métastatique est plus souvent associé à des récidives de premier cancer.

Quelle différence entre un cancer du sein local, et un cancer métastatique d'emblée ?

L'un est localisé, il est situé sur une partie du sein. Il se traite, une rémission et une guérison sont possibles.

L'autre est situé sur une partie du ou des seins (tumeurs primitives) et s'est propagé à d'autres organes sous forme de tumeurs secondaires (métastases).

Les cellules cancéreuses des seins peuvent se fixer dans n'importe quel tissu du corps. Les os restent le plus fréquent, mais on observe également des fixations sur la peau, les ganglions, les poumons, la plèvre, le foie, le cerveau.

On rentre dans une dynamique de maladie chronique, qui ne guérit pas, (dans l'immense majorité des cas ; les guérisons sont rares en 2024 mais pas impossibles).

L'objectif des traitements pour les personnes atteintes d'un cancer métastatique est de contrôler l'évolution de la maladie. Il existe différents types de stratégies thérapeutiques qui pourront être proposées et adaptées au fur et à mesure de l'évolution de la maladie.

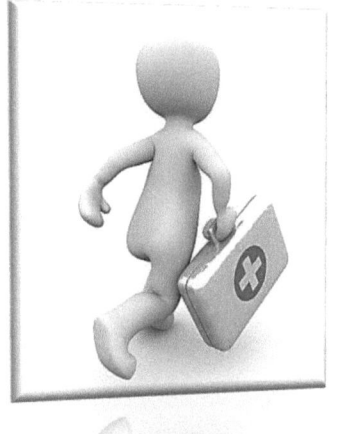

Le cancer métastatique nécessite, à ce jour, et dans la majorité des cas un traitement à vie. Les années à venir de recherche, apporteront peut-être d'autres solutions.

Une fois le diagnostic de cancer métastatique effectué, votre oncologue devra déterminer de quel type de cancer il s'agit. Cela permettra de choisir les traitements les plus adaptés à ce type de cancer.

Dans le cancer du sein, les cellules cancéreuses peuvent être porteuses de protéines HER2 et de récepteurs hormonaux (RH) aux œstrogènes et à la progestérone. Ces marqueurs permettent de faire le choix vers le traitement le plus adapté.

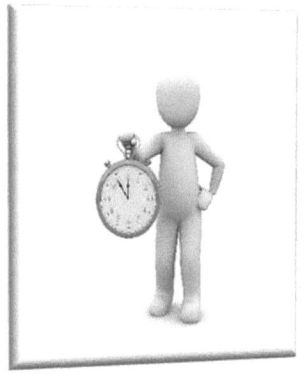

On distingue 4 grands types de cancer du sein métastatique :
- HER2 NÉGATIF dit HER2-
- HORMONO-DÉPENDANT dit RH+
- NON HORMONO-DÉPENDANT dit RH-
- HER2 POSITIF dit HER2+
- Il existe depuis peu les HER2 LOW (légèrement positif 1 ou 2 + voire ultralow (seulement 1-10 % des cellules expriment les récepteurs HER2))

RH+, HER2- est la forme la plus courante (représente 2/3 des patients environ).

RH-, HER2- qui est également appelé " cancer triple négatif " (représente 10 à 20 % des patients).

RH+, HER2+ : appelé Cancer positif aux deux types de marqueurs.

RH-, HER2+ Les cellules portant à la surface les récepteurs HER2+ se développent plus rapidement que toutes les autres cellules.

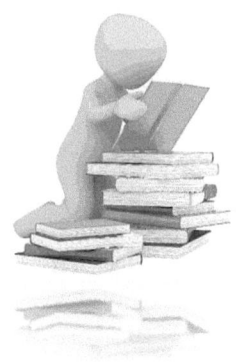

Chapitre 4

L'Hormonothérapie et la thérapie ciblée

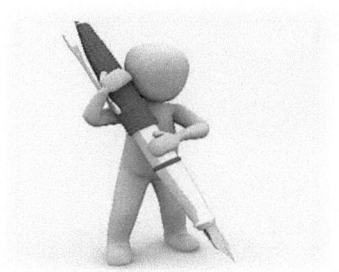

L'Hormonothérapie et la thérapie ciblée

Au cours de notre dernier rendez-vous, l'oncologue nous a expliqué à ma maman, mon compagnon et moi-même le diagnostic de cancer mammaire métastatique à l'os. Elle nous a fait savoir qu'il s'agit d'une maladie chronique (je suis un peu gênée par ce mot), qui requiert un traitement à vie et ne peut pas être guérie. Étant donné que mon cancer est hormono-dépendant, il est recommandé de suivre un traitement antihormonal associé à un inhibiteur de CDK4/6.

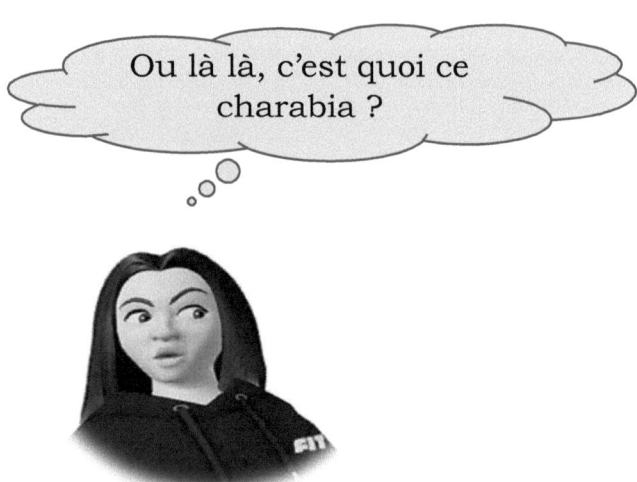

Il y a une grande contradiction dans cela, car on évoque l'hormonothérapie, qui en réalité est un traitement Antihormonal.
Les différentes terminologies utilisées ne sont pas toujours très claires (à mon avis), ce qui entraîne souvent une confusion.

Donc on m'annonce que mon traitement sera du Letrozole, en posologie 1 comprimé par jour en continu, accompagné du Ribociclib en posologie 3 gélules (600 mg) 1 fois par jour durant 21 jours d'affilée puis une pause d'une semaine avec prise de sang à faire durant la pause pour voir si mon corps tolère le traitement, avant de recommencer un cycle.

Je recevrai également une injection intramusculaire tous les 28 jours pour me mettre en ménopause artificielle. Le produit donné se nomme Decapeptyl, une infirmière à domicile viendra me l'injecter tous les mois.

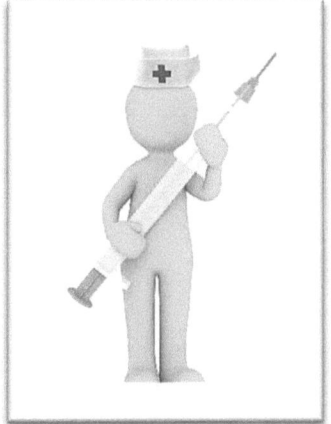

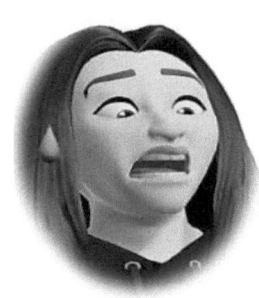

Je vous avoue ne pas avoir forcément compris le traitement ce jour-là, ni le but de chaque médicament.

Nous étions encore sous le choc de l'annonce officielle du cancer métastatique. J'avais compris au fil des rendez-vous et de l'inquiétude des soignants, de mes recherches concernant ce que j'avais, mais l'entendre dire par un oncologue, entourée de mes proches n'a pas le même impact. Il ne s'agit plus de recherches, de doutes, mais bel et bien d'une certitude.

Je me demandais surtout combien de temps il me resterait à vivre. J'ai forcément posé la question, il y a des statistiques, mais aucune certitude. Chaque cancer est différent. Chaque corps réagit différemment.

Il y a quelques années, l'espérance de vie était en moyenne de 1 à 3 ans. Aujourd'hui, en 2024, les progrès thérapeutiques ont permis d'augmenter l'espérance de vie avec une moyenne de 5 ans.

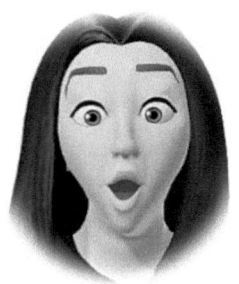

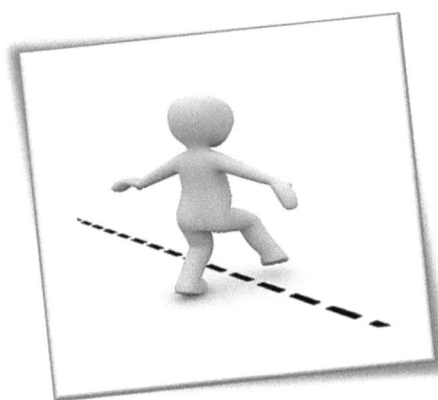

Une moyenne veut bien évidemment dire qu'il y a des personnes qui vivent moins, et d'autres bien plus. On retrouve de plus en plus de personnes vivant environ 10 ans avec cette maladie.

J'insiste sur le fait que ces chiffres qui m'ont été donnés, sont pour des <u>stades 4</u>.

Ces chiffres restent des statistiques, personne ne peut prédire combien de temps vous pourrez vivre (avec ou sans maladie d'ailleurs), même pas les professionnels de santé. Le 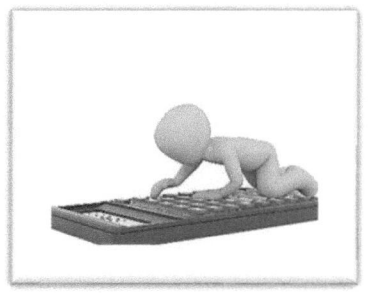 cancer reste une maladie extrêmement complexe et instable.

Nous avons également un capital santé et un capital d'acceptation et de tolérance à la maladie ainsi qu'à la douleur qui varient tellement d'une personne à une autre, qu'il n'y a aucune possibilité d'avoir une certitude.

Il y a plus de 8 milliards de personnes sur Terre.

Il est important de noter que nous sommes plus de 8 milliards de personnes distinctes !

Il en va de même pour une maladie similaire, et pour aller plus loin, il en va de même pour chaque cellule de notre corps, qu'elle soit saine ou 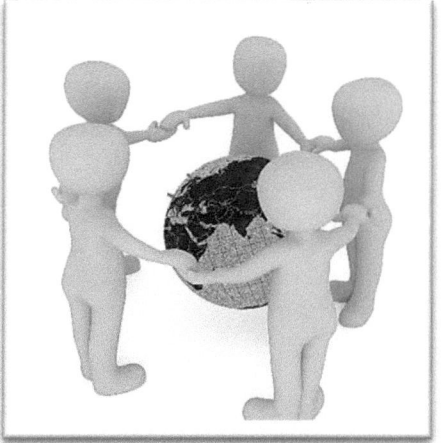 cancéreuse, elles ont toutes leur propre identité.

C'est dans ce contexte que la maladie métastatique devient très difficile à contrôler et à gérer. À l'issue de ce rendez-vous, je suis repartie avec plusieurs ordonnances, pour mes traitements pour mon suivi sanguin, mais également avec des fascicules explicatifs sur les différents traitements que j'allais prendre.

Et ça, honnêtement, j'ai trouvé que c'était un vrai support de ressources. Car lors du rendez-vous, je n'avais pas l'esprit présent pour écouter et comprendre les traitements. Comme je commençais les traitements 5 jours après, j'ai pu prendre le temps de lire et de m'informer.

> J'ai apprécié de pouvoir prendre ce temps, pour comprendre.

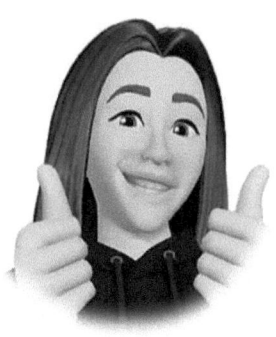

L'oncologue m'a également fait un arrêt de travail. Le travail a toujours été important pour moi.

Mais j'avoue qu'après ces mois à courir partout, à patienter, à stresser, à essayer de comprendre, et après le verdict définitif et le début de traitement, c'était indispensable.

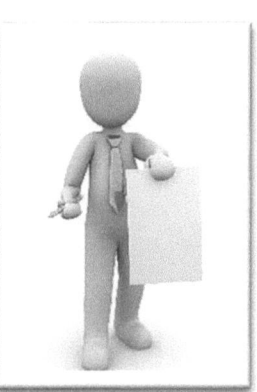

> J'étais à la fois soulagée de pouvoir prendre le temps d'appréhender la situation ainsi que les traitements, mais j'étais en même temps triste d'arrêter un travail que je commençais à peine...

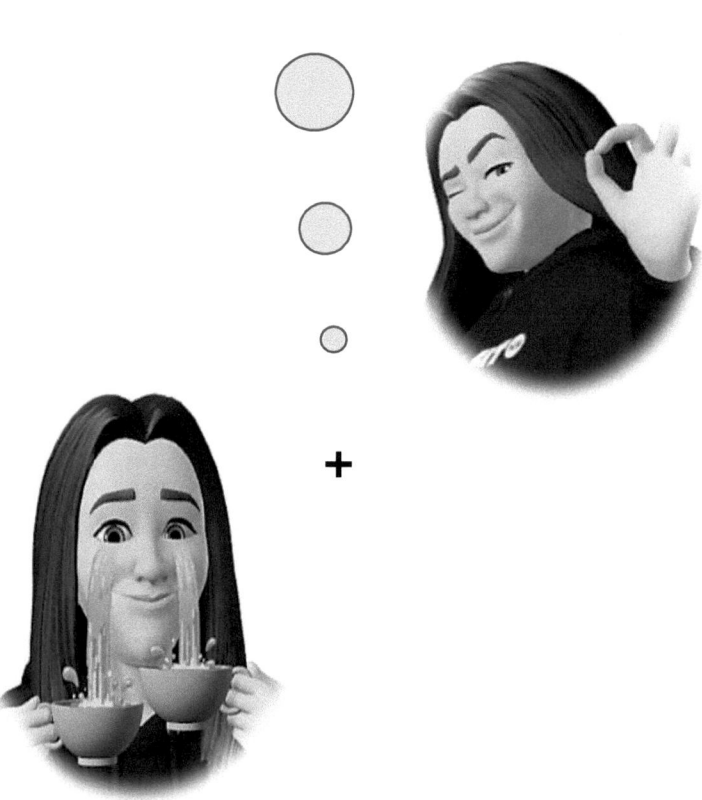

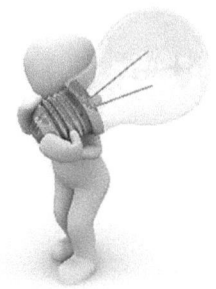

Observations aux patients :

J'attire votre attention sur le fait, que, depuis le début de mes examens, absolument PERSONNE, ne m'a indiqué qu'il fallait arrêter TOUT type de contraceptif hormonal.

Il est possible que cela puisse sembler normal et logique de le faire sans qu'on nous en parle, mais ça ne l'est pas pour tout le monde. Cependant lorsque l'on a un cancer hormono-dépendant, nous devons OBLIGATOIREMENT arrêter tous types de diffusions d'hormones.

Ainsi plus de pilule contraceptive, plus d'implant contraceptif, ou de stérilet hormonal. Je tenais à le préciser, car on ne me l'a pas dit.

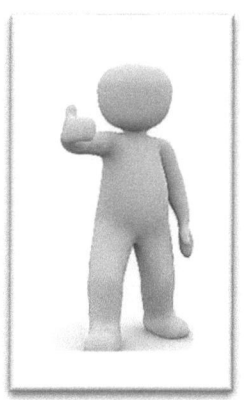

J'ai continué à être réglée le premier mois, malgré l'injection de mise en ménopause artificielle.

Pas de panique, parlez-en bien sûr à votre oncologue, mais notre corps a besoin de temps pour fonctionner

« chimiquement », donc le premier mois, cela peut être tout à fait normal.

La liste d'effets secondaires que vous trouverez sur les prochaines pages est une liste non exhaustive.

Cela dépend également de votre traitement, qui peut être différent du mien, et de votre corps. On réagit tous différemment, que ce soit physiquement ou moralement. Et c'est OK !

N'hésitez pas à faire une liste, des effets secondaires récurrents, et de vos questions qui s'accumuleront au fil des jours.

Cette liste va vous être très bénéfique pour votre prochain rendez-vous avec votre oncologue. Je vous conseille de faire cette liste tout au long de la maladie. Cela évite d'alimenter vos pensées (et donc, de mieux dormir) et permet de ne rien oublier lors du rendez-vous.

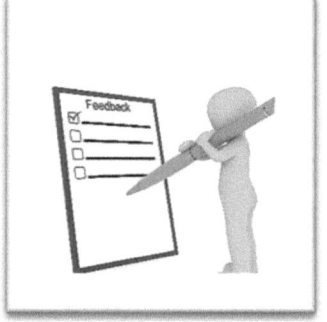

D'autres questions viendront toujours, au fil des rendez-vous, des traitements, du temps qui passe, mais vous repartirez avec beaucoup de réponses grâce à ce pense bête. C'est une bonne chose pour appréhender la situation et les traitements.

Observations aux soignants :

Dans l'hôpital où je suis suivie, ils m'ont donné, pour l'hormonothérapie et le Ribociclib, des fascicules, nommés chez eux « Carnet de suivi Patient ».
Ce sont vraiment de super supports, qu'il faudrait réaliser pour chaque étape et traitement. Les proposer de façon systématique lors des rendez-vous.
Non seulement cela vous décharge d'informations à transmettre de façon répétée, mais cela permet également au patient de pouvoir le lire à tête reposée.
Il rend possible aux patients et aux aidants d'y revenir lors de questionnements.
Peut-être que tout le monde ne sera pas réceptif à ce genre de support, mais je pense que cela aiderait une grande majorité de personnes.

Je dis « Bravo », à ceux qui l'ont mis en place dans mon centre de suivi, et j'espère qu'ils continueront à créer ce type de support pour chaque étape. (Peut-être prévoir également un support audio, pour les non-voyants)

Gynécologue, médecin traitant, oncologue, sénologue, peu importe votre profession, merci de parler de la contraception à vos patientes lors de cancer hormono-dépendant.

*Nous sommes sous le choc du diagnostic, nous n'avons pas forcément conscience que notre mode de contraceptif puisse nous rendre encore plus malades, et en parallèle, merci **d'insister** sur le besoin de continuer à se protéger naturellement (préservatif, stérilet au cuivre...) quels que soient les traitements (hormis sous ménopause forcée, comme par exemple sous injection Decapeptyl, mais il faudra anticiper l'après ménopause !!). Ce manque d'informations peut avoir des conséquences extrêmement graves.*

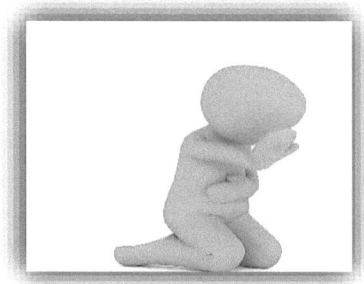

Merci beaucoup pour votre travail, vous avez une place indispensable dans notre cheminement et notre bien-être. Vos conseils et directives nous sont INDISPENSABLES.

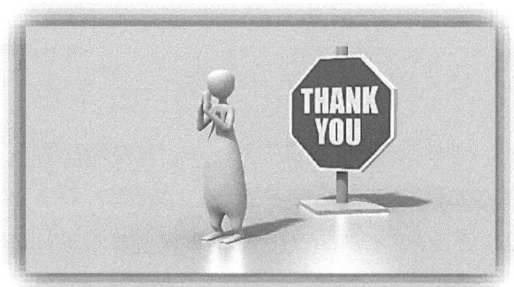

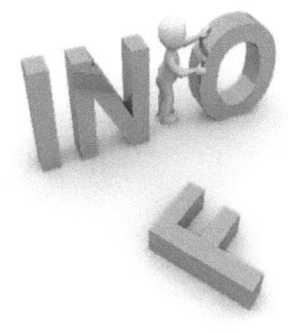

Explications sur les traitements d'hormonothérapie et sur la thérapie ciblée

Hormonothérapie :

Letrozole (appelé également Femara), c'est un inhibiteur de l'aromatase.

Qu'est-ce que ça veut dire inhibiteur de l'aromatase ?

Que ce traitement a pour but de bloquer les hormones.

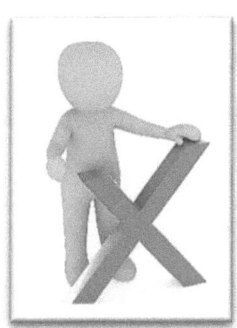

Il existe également, à ce jour, 2 autres inhibiteurs de l'aromatase connus sous le nom de l'Anastrozole (connu aussi sous le nom de Arimidex) et l'Exémestane (connu aussi sous le nom de Aromasine).

À quoi sert l'hormonothérapie ?

L'hormonothérapie a pour but de réduire ou de supprimer l'action de certaines hormones dans le corps.

Pour y parvenir, les équipes médicales ont trois choix, dont deux traitements non médicamenteux, selon le type de cancer :

- Procéder à l'ablation de la glande ou de l'organe qui libère l'hormone.
- Effectuer des séances de radiothérapie ciblant la glande ou l'organe pour éliminer les cellules qui sécrètent les hormones.
- Administrer des médicaments ou des hormones qui entravent ou empêchent la sécrétion des hormones. Les médicaments peuvent ainsi permettre de substituer des hormones bio-identiques aux hormones humaines. Les hormones bio-identiques sont des hormones de synthèse fabriquées en laboratoire. Or, les cellules cancéreuses ne peuvent pas utiliser les hormones bio-identiques pour se développer.

Ainsi, les différents types d'hormonothérapie agissent en éliminant l'accès des cellules cancéreuses aux hormones dont elles ont besoin pour se développer. Les oncologues peuvent associer l'hormonothérapie à des traitements tels que la chirurgie, la chimiothérapie ou la radiothérapie. Ils 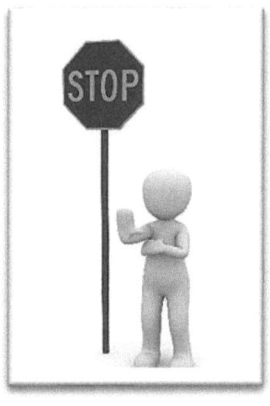 peuvent également utiliser l'hormonothérapie après les autres traitements pour réduire le risque de prolifération du cancer.

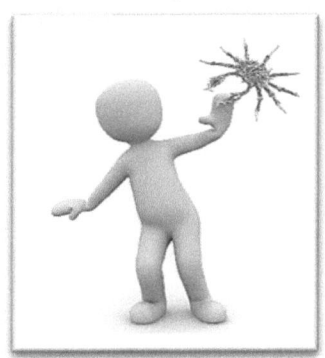

Thérapie ciblée :

Le Ribociclib (appelé également Kisquali), c'est un inhibiteur de CDK4-6.

Qu'est-ce que ça veut dire CDK4-6 ?

CDK4-6 est un cycle cellulaire. Ce sont des "moteurs moléculaires" qui sont des protéines enzymatiques, les kinases Cycline-dépendantes, ou CDK, dont la séquence d'activation puis l'inhibition rythment chaque cycle cellulaire.

La transition de chaque phase est contrôlée par l'action des kinases (enzymes) dépendantes des cyclines (CDK) qui sont elles-mêmes activées par leurs cyclines partenaires.

Il y a 4 phases consécutives, pour que ce cycle fonctionne. Chaque phase ne peut pas se faire si la précédente ne s'est pas terminée. Ce cycle cellulaire à un rôle important dans la prolifération des cellules tumorales. Ainsi, l'inhibiteur de CDK4-6 agit sur la réplication des cellules tumorales.

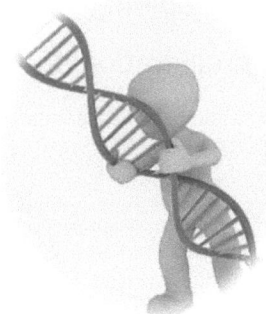

Il existe 2 autres types de traitements inhibiteurs de CDK4-6 à ce jour, connues sous le nom de Palbociclib (connu aussi sous le nom d'Ibrance), et l'Abémaciclib (aussi connu sous le nom de Verzenios).

Tableau des différentes Thérapies ciblées (liste susceptible d'évolution) :

Inhibiteurs Extracellulaires (Biomédicaments) AC dirigés sur récepteurs transmembranaires
Cetuximab
Panitumumab
Ramucirumab
Trastuzumab emtansine
Pertuzumab
Trastuzumab
Autres Biomédicaments
Aflibercept
Denosumab
Bevacizumab

Inhibiteurs Intracellulaires (Petites molécules) Protéine Kinase	
Afatinib	Nilotinib

Axitinib	Nintedanib Palbociclib (ATU de cohorte)
Osimertinib (ATU de cohorte)	Vismodégib
Bosutinib	Pazopanib
Cabozantinib	Ponatinib
Ceritinib	Regorafenib
Cobimetinib	Ruxolitinib
Crizotinib	Sonidégib
Dabrafenib	Sorafenib
Dasatinib	Sunitinib
Erlotinib	Temsirolimus
Everolimus	Trametinib
Gefitinib	Vandetanib
Ibrutinib	Vemurafenib
Idelalisib	Lenvatinib
Imatinib	Lapatinib
Ribociclib	
Inhibiteurs Enzymatiques	
Olaparib	

À quoi sert la thérapie ciblée ?

Les thérapies ciblées sont des traitements à l'avant-garde de la prise en charge du cancer du sein. Elles présentent d'ores et déjà des résultats prometteurs.

Il s'agit de traitements médicamenteux plus ciblés que la chimiothérapie – actuellement le traitement médical de référence du cancer du sein. Avec leur toute nouvelle précision, les thérapies ciblées se veulent plus efficaces, mais aussi moins lourdes.

Aussi, ce traitement consiste à administrer (par voie orale ou intraveineuse) des substances antitumorales, qui vont attaquer les cellules en division. L'effet est redoutable sur les cellules cancéreuses, mais également sur les autres cellules de l'organisme qui se trouvent être en division au moment du traitement.

Les thérapies ciblées reposent donc sur l'identification de caractéristiques, « marqueurs », propres à certaines cellules cancéreuses.

Certaines de ces thérapies sont données au cas par cas, certaines sont plus généralisées, mais elles ne correspondent pas toutes à votre type de cellules cancéreuses.

Mise en ménopause induite ou artificielle :

Ce médicament (injection) est comparable à une hormone naturelle. Il est utilisé en association avec un médicament appelé « inhibiteur de l'aromatase ».

> J'ai eu 5 mois Decapeptyl, puis 3 mois Zoladex, car je supportais mal les effets secondaires. Petit conseil, n'hésitez pas à demander la prescription d'un patch anesthésiant pour l'injection. Car Aoutch, ce n'est pas une partie de plaisir !

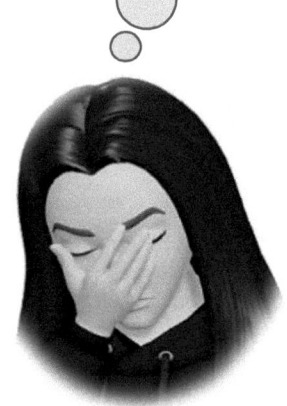

Ce médicament permet donc de provoquer chimiquement un état de ménopause.

On peut le nommer GnRHa ou "agoniste de l'hormone de libération de la gonadotrophine". Il va se charger de mettre complètement à plat les hormones libérées lors des différentes phases du cycle menstruel. Et ce n'est pas rien !

Si la ménopause est artificielle, c'est-à-dire provoquée et temporaire, les effets secondaires, eux, sont bien réels.

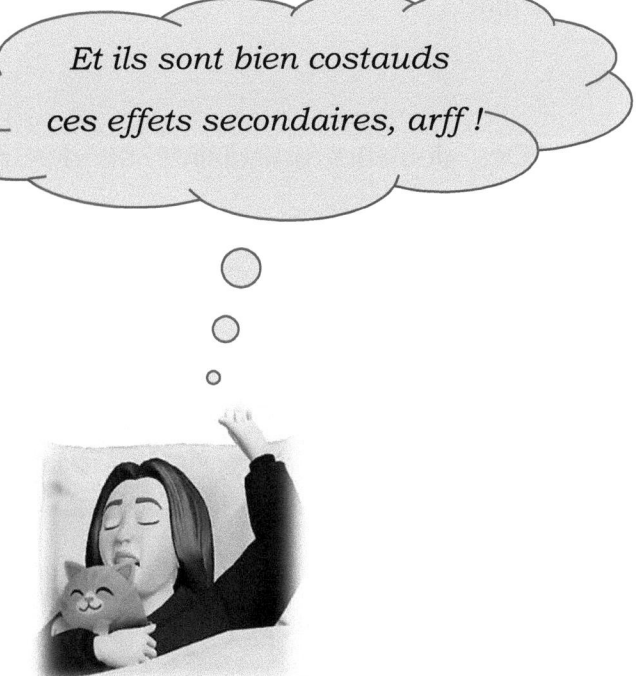

Et ils sont bien costauds ces effets secondaires, arff !

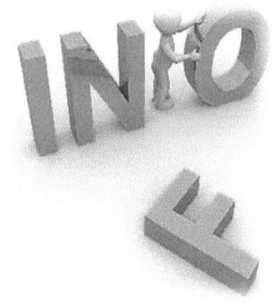

Les possibles effets secondaires de l'hormonothérapie :

Les effets secondaires diffèrent en fonction du type d'hormonothérapie et du cancer traité.

Les effets secondaires les plus fréquents de l'hormonothérapie :

- Des douleurs articulaires ou des raideurs au niveau des articulations
- De la fatigue
- Des nausées et des vomissements
- Une prise de poids
- Une diminution ou une perte d'intérêt pour le sexe
- De la sécheresse vaginale
- Des bouffées de chaleur
- Une tension ou un gonflement des seins

Les possibles effets secondaires de la thérapie ciblée :

Il n'y a pas d'effets secondaires qui seraient communs à toutes les thérapies ciblées, car la particularité de ces traitements novateurs réside dans leur mode d'action unique et ciblé.

Les effets secondaires les plus fréquents de Ribociclib (Kisquali)

- Troubles cutanés : modification de la texture des cheveux, chute de cheveux (partielle), rash cutané, sécheresse cutanée
- De la fatigue
- Troubles digestifs : nausées, bouche enflammée, aphtes, diarrhée, perte d'appétit, trouble du goût
- Troubles au niveau des yeux : sécheresse et larmoiement excessif
- Allongement du QT visible sur électrocardiogramme
- Perturbations du bilan hépatique (foie), en général modérées
- Toxicité hématologique : taux des polynucléaires neutrophiles (neutropénie), taux d'hémoglobine (anémie), taux de plaquettes (thrombopénie)

Les possibles effets secondaires de la mise en ménopause induite ou artificielle

Effets très fréquents (concernent plus de 1 patient sur 10)

- Difficultés à dormir, changements d'humeur, diminution de la libido

- Maux de tête

- Bouffées de chaleur

- Acné, transpiration excessive, peau grasse

- Affection des seins

- Douleur pendant ou après les rapports sexuels, saignements génitaux

- Syndrome d'hyperstimulation ovarienne (se manifestant par une augmentation de la taille des ovaires et une rétention d'eau), augmentation de la taille des ovaires, douleurs dans le bas ventre, sécheresse vaginale

- Sensation de faiblesse

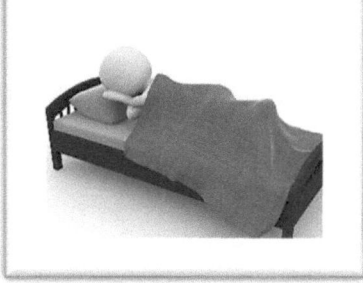

Effets secondaires fréquents (concernent de 1 à 10 patients sur 100)

- Réaction allergique
- Dépression (en cas de traitement de longue durée), nervosité
- Sensation vertigineuse
- Nausées, douleur ou gêne abdominale
- Douleurs articulaires, crampes musculaires, douleur dans les bras et les jambes
- Douleur des seins
- Réaction au site d'injection (incluant douleur, gonflement, rougeur et inflammation)
- Œdème des chevilles, pieds et doigts
- Prise de poids

Effets secondaires peu fréquents (concernent de 1 à 10 patients sur 1 000)

- Appétit diminué / Perte de poids
- Rétention d'eau
- Variabilité émotionnelle, anxiété, dépression (en cas de traitement de courte durée), altération de la faculté de se repérer dans le temps et dans l'espace
- Anomalie du goût
- Diminution de la sensibilité, perte de connaissance temporaire et brutale, perte de mémoire, manque de concentration, fourmillements ou engourdissement, tremblements
- Sécheresse des yeux, troubles de la vision
- Vertiges
- Palpitations
- Difficulté à respirer, saignements de nez
- Ballonnements, bouche sèche, flatulence, lésion de la bouche, vomissement

- Chute de cheveux, peau sèche, excès de poils sur le corps, ongles cassants, démangeaisons, éruption cutanée

- Douleur dorsale, douleur musculaire

- Saignements pendant les rapports sexuels, descente de la vessie dans le vagin, saignements en dehors des règles, règles douloureuses, règles abondantes, kyste de l'ovaire qui peut provoquer une douleur, pertes vaginales

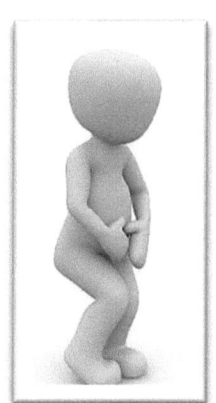

Chapitre 5

La Chimiothérapie Orale

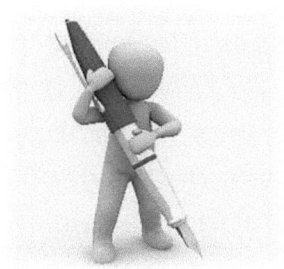

La chimiothérapie orale (Per os), mon expérience personnelle

Après 8 mois de thérapie ciblée, d'hormonothérapie et de ménopause artificielle, l'activité du cancer reste trop présente, ce qui pourrait laisser penser que le traitement n'est pas efficace.

Différentes options thérapeutiques peuvent être proposées lorsque l'on commence un traitement pour soigner notre maladie.

Au cours des rapports des Tep-scans, il est possible d'obtenir les résultats suivants :

La réponse métabolique

Le terme de réponse métabolique s'applique quand les signes de la maladie ont disparu avec la prise du traitement. Cela ressemble à une rémission qui peut être complète. Mais ATTENTION il ne s'agit pas d'une guérison, les symptômes ne sont plus présents et les tumeurs et métastases ne flashent plus au Tep-scan. On préfère, en tant que malade, parler d'endormissement de la maladie, plutôt que de rémission. Car bien souvent, rémission dans nos têtes veut dire, chemin vers une guérison.

Ce qui n'est pas possible avec un cancer stade 4.

On peut avoir des périodes durant lesquelles le traitement permet un endormissement des cellules tumorales, mais il faut garder en tête que nous devons garder un traitement et un suivi à vie, car elles peuvent se réveiller de leur sieste à tout moment.

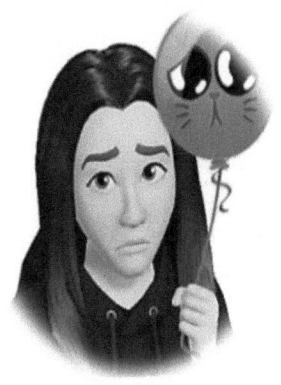

Pas facile de garder cela en tête, mais la réalité est là !

Il existe des remissions, mais les guérisons se font extrêmement rares.

La réponse partielle

Le terme de réponse partielle est utilisé quand la tumeur et les métastases (ou une partie) ont diminué d'au moins la moitié de leurs tailles d'origine sans avoir pour autant complètement disparu. Mais il y a toujours une activité présente. Des tumeurs sont toujours actives, donc flashent au Tep-scan.

Stabilité de la maladie

La stabilité de la maladie désigne l'absence de diminution ou d'augmentation des anomalies tumorales pendant le traitement. Les médecins le notifient également si le flash du Tep-scan est seulement légèrement plus bas ou plus haut, sans grande différence significative.

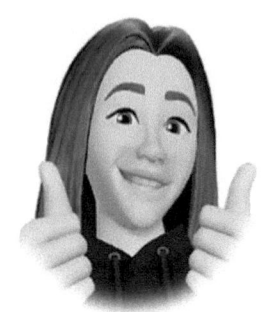

La progression de la maladie, ou réactivité métabolique

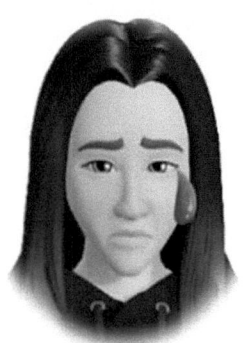

Une progression est évoquée lorsque la maladie évolue défavorablement ou quand la(les) tumeur(s) grossit(-ssent) pendant le traitement ou que de nouvelles apparaissent.

La maladie peut être stable sur plusieurs tumeurs, mais être progressive sur d'autres tumeurs ou qu'il y ait de nouvelles tumeurs qui apparaissent, qui vont impliquer un autre traitement, dit de deuxième ligne.

Il faut comprendre qu'un traitement peut être efficace sur une partie de nos métastases, mais inefficace sur une autre.

Ce qui implique qu'un même traitement peut avoir une part d'efficacité et une part d'inefficacité. Ce qui rend très complexe le traitement de notre pathologie.

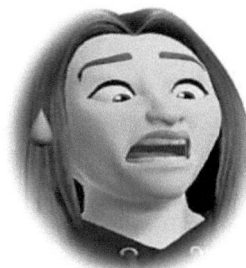

Comme je vous l'ai expliqué précédemment, chaque cellule a sa propre identité et peut muter pour contrer le traitement et survivre.

Chimiothérapie orale, deuxième ligne de traitement

Après avoir eu l'hormonothérapie et la thérapie ciblée, en première ligne de traitement, on me préconise une deuxième ligne de traitement : une chimiothérapie orale.

Les 3 premiers mois d'hormonothérapie m'ont donné une réponse métabolique au Tep-scan.

Lorsque j'ai effectué un nouveau Tep-scan après 7 mois de traitement, la maladie a retrouvé son rythme de croisière, s'est réveillée et a envahi de nouveaux endroits (locaux et osseux).

Au total, j'ai suivi une thérapie hormonale pendant 8 mois, une thérapie ciblée et une ménopause artificielle, avant de devoir changer de traitement. J'ai ensuite démarré ma première chimiothérapie orale.

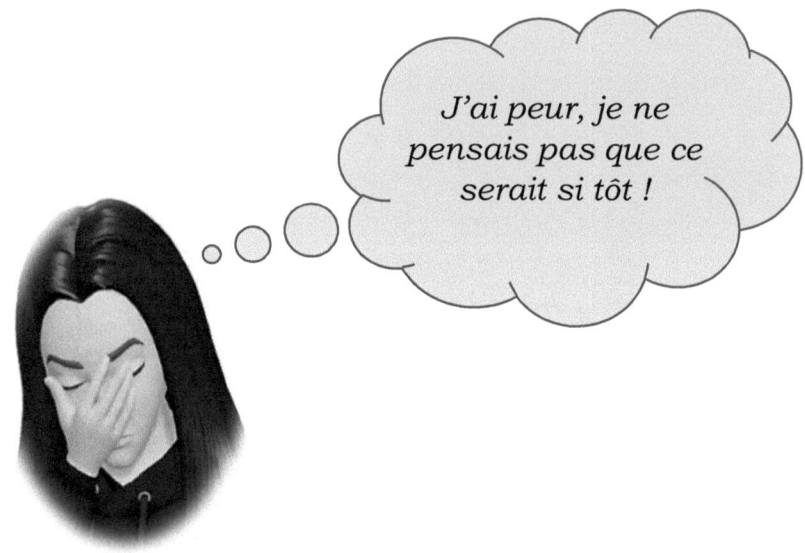

On m'a prescrit Xeloda, aussi connu sous le nom de Capécitabine. En posologie : tous les jours durant 15 jours puis 1 semaine de pause, durant laquelle je devais faire un bilan sanguin pour valider ma reprise la semaine suivante, (analyses dont les résultats ont toujours été parfaits lors de cette chimiothérapie).

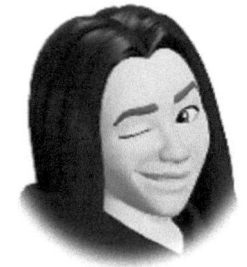

Ce que je ne savais pas, c'est qu'une chimiothérapie, peut donc s'administrer en version cachets (les médecins disent aussi Per Os pour dire « par voie orale ») elle n'est pas obligatoirement administrée en *intraveineuse. Personnellement, je préfère cette option cachets, pour pouvoir me soigner directement à la maison, sans passer mon temps à l'hôpital.*

Cela me permet également de continuer un traitement en toute autonomie, sans contrainte de transport, de rendez-vous, d'obligation d'être à l'hôpital et d'être sous perfusion ou sous porthacath, ce qui, pour ma part m'angoisse beaucoup.

Les perfusions me stressent, contrairement aux prises de sang que je supporte très bien. D'ailleurs, les résultats de mes prises de sang dans le cadre des chimiothérapies que j'ai prises jusqu'à aujourd'hui, ont toujours été parfaites (tout est toujours dans les normes), contrairement à l'hormonothérapie qui avait modifié mes taux sanguins en dehors des normes, mais on est tous différents encore une fois, 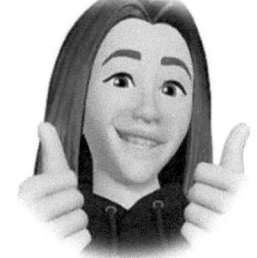 *mon corps accepte pour le moment les chimiothérapies, en tout cas au niveau des bilans sanguins.*

J'ai donc pris cette chimiothérapie (Xeloda) de novembre 2023 à début janvier 2024.

Suite à l'arrêt de l'hormonothérapie et à la prise de la chimiothérapie, je suis tombée enceinte. Je vous

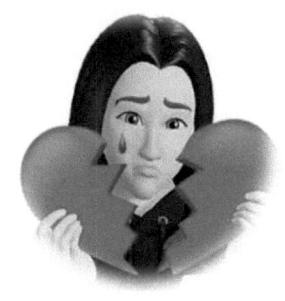 parlerai plus en détail de cette épreuve lors du chapitre « mon parcours, mon ressenti... ». Mais du fait de cette grossesse, j'ai dû arrêter la prise de chimiothérapie, durant quelques semaines, je l'ai ensuite reprise jusqu'au mois de mars 2024.

Chimiothérapie orale, troisième ligne de traitements

Le Tep-scan effectué en mars 2024 a révélé des changements dans les tissus mammaires, axillaires et osseux, ce qui a entraîné une discussion approfondie avec l'oncologue.

En réalité, j'ai eu plusieurs échanges.

En raison de cet autre échec thérapeutique, le protocole de l'hôpital demande à ce que je commence une chimiothérapie intraveineuse. Jusqu'à maintenant, mes organes vitaux tels que le foie, les reins et le cœur sont en parfaite santé et ne sont pas affectés par la maladie.

On nous indique que les chimiothérapies orales sont aussi efficaces que les chimiothérapies intraveineuses, d'autant plus que ce sont les mêmes molécules utilisées. Cependant, les dosages intraveineux sont beaucoup plus agressifs pour le corps, car une dose importante est administrée en une seule fois.

Donc, à part comprendre que c'est la suite logique d'un protocole, je ne comprends pas forcément le côté « obligatoire » de passer à l'intraveineux.

Je sollicite un délai de réflexion, en

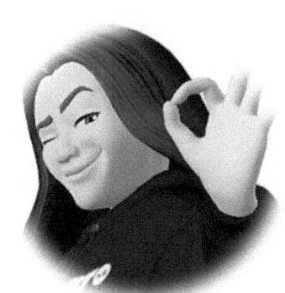

attendant de pouvoir en discuter à nouveau avec lui. Mon oncologue me propose de faire une analyse ADN de mes cellules tumorales, via une prise de sang, pour voir si je pourrai par la suite bénéficier d'un traitement ciblé.

J'ai donc été soumise à un test FMI qui est un ensemble de tests :

Analyses génétiques moléculaires pour déceler d'éventuelles mutations génétiques spécifiques à mes tumeurs.

+ Panel HBOC (Hereditary Breast and Ovarian Cancer Testing)

+ Test oncogénétique pour chercher les éventuels gènes tumoraux transmis

(Pour ma part, tous ces tests sont revenus négatifs).

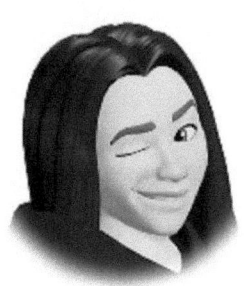

Grand soulagement, car, de ce fait, je n'ai pas transmis cette saleté à mes enfants. Par contre, cela me ferme les portes à d'autres opportunités de traitements.

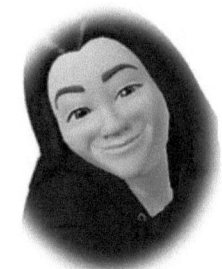

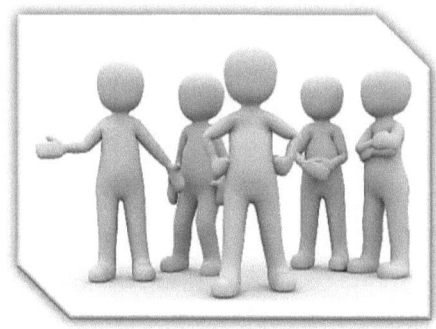

J'ai discuté des possibilités de traitements que l'oncologue m'a proposées avec mon entourage, ma généraliste, mes amis, ma thérapeute.

Même si c'est mon corps, ma santé, j'ai besoin d'être accompagnée dans mes choix et dans mon analyse de la situation.

Je ne prends pas de décision hâtive, j'ai besoin de réflexion, de recul, de faire la part des choses entre le positif et le négatif, je reste très terre à terre. J'ai besoin que mon choix ait un sens, qu'il soit raisonné et qu'il soit en adéquation avec ma perception de ce que je peux ou non accepter.

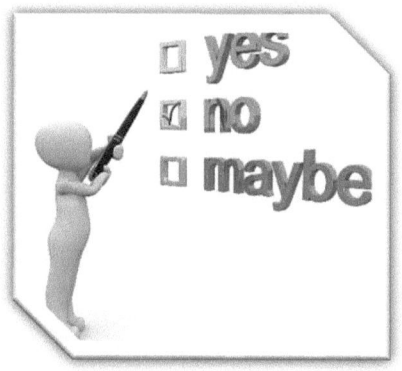

Je ne trouve aucune cohérence dans cette démarche protocolaire qui ne suit pas une logique de bien-être,

mais juste une logique d'essai incertain pour « peut-être » vivre un peu plus longtemps.

C'est une perception très personnelle et non académique que j'ai des traitements.

J'ai donc pris la ferme décision de ne pas accepter de chimiothérapie intraveineuse pour le moment. Tant que la maladie évolue doucement et que mes organes vont bien, je pense conserver cette décision.

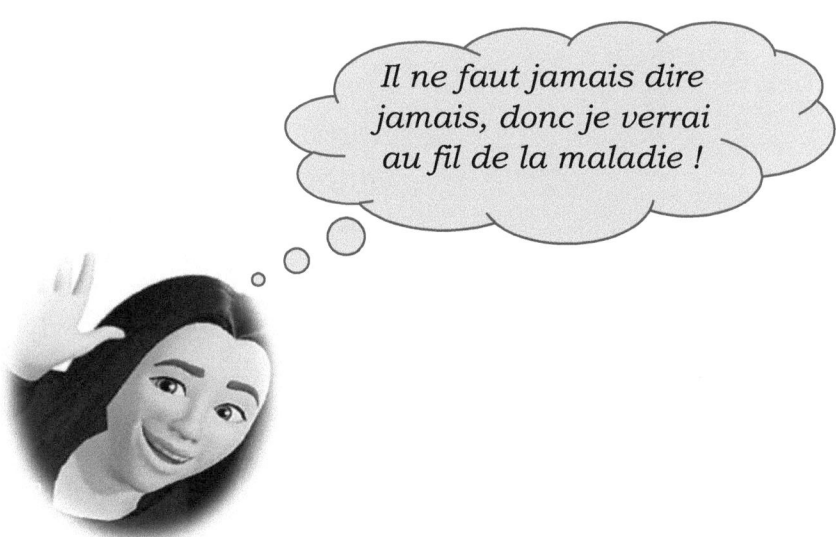

Il ne faut jamais dire jamais, donc je verrai au fil de la maladie !

*C'est un choix personnel, que **je ne conseille pas**, car il m'appartient de raisonner en ce sens, ma logique n'est peut-être pas la vôtre et je peux le comprendre.*

Chacun doit s'écouter et faire son propre cheminement.

On ne peut pas juger, ce que l'on ne vit pas. Chacun reste maître et acteur de ses décisions et réflexions. Ce que je souhaite pour ma part, c'est vivre le mieux possible (avec le moins d'effets négatifs sur mon état physique et donc moral), le plus longtemps possible.

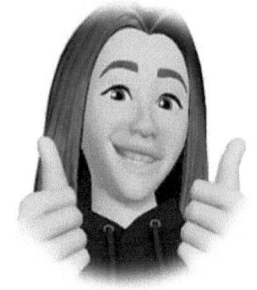

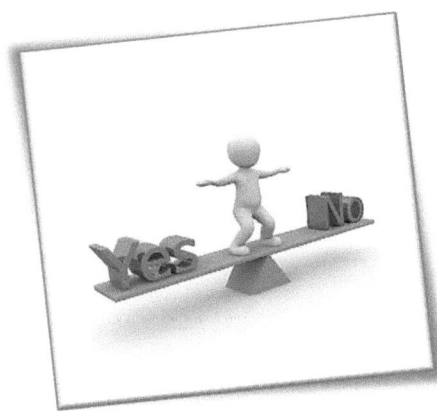

Je fais le choix de ne pas vouloir de médicament trop fort, qui pourrait avoir un impact trop important sur mon bien-être au quotidien.

Je veux préserver mes organes, en faisant ce choix. À tort ou à raison, personne ne peut en avoir de certitude.

C'est pour le moment mon cheminement, je ne sais pas si je serai dans cette optique tout le long de la maladie, mais c'est pour le moment ma décision.

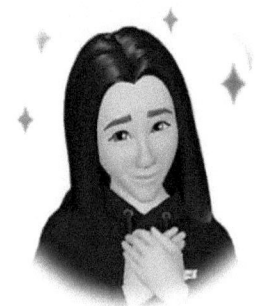

Le principal est d'être en accord avec soi « m'aime » !

Quelques jours sont passés, j'ai pu analyser mes réflexions calmement avec recul, pour pouvoir prendre une décision.

Après avoir discuté avec mon oncologue et lui avoir donné ma réponse, j'ai ensuite poursuivi mon protocole avec une autre chimiothérapie orale, Navelbine, connue aussi sous le nom de Vinorelbine. Traitement à prendre en continu un jour sur deux, mais sans pause, et avec une prise de sang à faire toutes les semaines.

Je l'ai commencé courant mars 2024.

J'ai, comme à chaque traitement, mis du temps à me faire aux effets indésirables : neuropathies, douleurs digestives (tout au long de la prise de cette chimio), maux de tête, douleurs articulaires, rétention d'eau, sommeil complètement discontinu dû aux douleurs, et j'en passe…

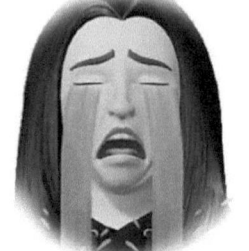

Au fil des semaines, tout s'atténue plus ou moins, bien qu'aucun traitement ne soit exempt d'effets secondaires.

Chaque corps réagit différemment. Il arrive parfois que l'adaptation prenne un certain temps, et parfois que le corps ne s'adapte pas, indépendamment de notre volonté.

Chimiothérapie orale à partir de Juin 2024

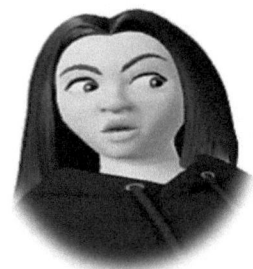

Le Tep-scan du mois de juin 2024 montre encore une progression ganglionnaire et osseuse, il va donc falloir à nouveau changer de traitement.

L'oncologue m'a exprimé le fait qu'une chimiothérapie intraveineuse serait plus raisonnable pour « taper fort ». Mais bien évidemment, sans aucune certitude de réussite, le point fort de ces chimiothérapies reste le dosage important en une seule fois.

Comme il n'y a rien de certain pour notre pathologie, il y a des protocoles qui se succèdent. Si un traitement ne fonctionne pas, les oncologues doivent nous proposer le traitement suivant.

Et ce, en respectant scrupuleusement leurs lignes de protocoles.

Notre pathologie (Stade 4) étant non guérissable, il faut bien avoir en tête que chaque traitement, est donné pour gagner du temps de vie.

Chaque traitement est prescrit pour ralentir l'avancée de la maladie. Lorsque je dis que l'on n'est pas sûr que le traitement va « marcher », cela signifie qu'il a pour but de maîtriser un certain temps l'évolution de la maladie.

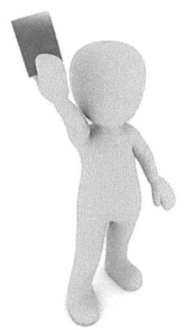

Malheureusement pour lui, je suis une mauvaise élève. Je ne veux pas suivre le protocole.

SI !!! Si et seulement Si (avec des Si, on referait le monde), il y avait une assurance que l'intraveineux m'apporte plus de temps en bon état physique, je n'aurais certainement pas la même perception. Mais le problème, est là ! C'est qu'il n'y a aucune certitude, on prend un traitement pour qu'il nous fasse gagner un peu de temps à vivre, puis on passe au suivant et ainsi de suite jusqu'à la fin.

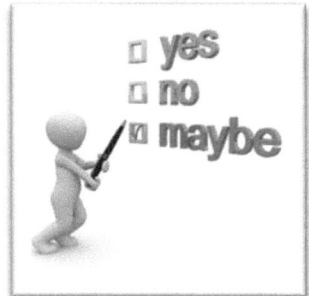

Je préfère me préserver physiquement et donc moralement.

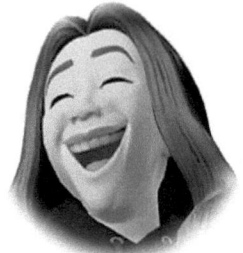

J'ai besoin de ne pas suivre un protocole qui n'aurait plus de sens pour moi et qui me ferait perdre de ma combativité ou dans lequel mon corps "subirait" encore plus. Lorsque mes organes vitaux commenceront à être affaiblis par les traitements, mon état risquera de se dégrader bien plus vite, je ne veux pas prendre ce risque.

Peut-être que mon corps supporterait bien ce protocole intraveineux, ou peut-être pas... Je mise sur la sécurité, je continue ce que je connais, sur ce que mon corps tolère pour le moment, sur les traitements qui me rassurent et ceux qui sont en adéquation avec ma perception du bien-être dans sa globalité.

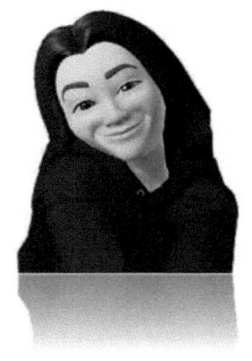

Suite à mon refus de chimiothérapie intraveineuse, mon oncologue me propose donc une autre chimiothérapie orale, Endoxan, aussi connue sous le nom de Cyclophosphamide.

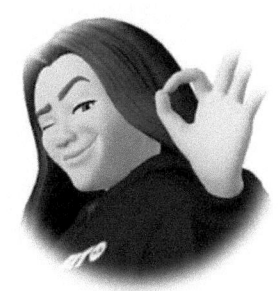

Après l'autorisation de mon oncologue, je vais continuer quelques semaines Navelbine que je supporte plus ou moins bien, si ce n'est au niveau neuropathique (mais les neuropathies sont bien moins difficiles qu'avec Xeloda) et au niveau digestif (mais avec les traitements appropriés, j'arrive à gérer, même si honnêtement la douleur est quotidienne).

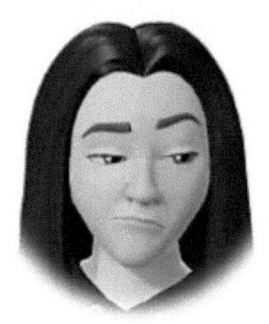

Ce sont les vacances d'été, mes enfants sont avec nous, je n'ai pas envie de commencer un nouveau traitement de chimiothérapie à l'instant T, qui demanderait à mon corps un nouvel effort d'adaptation, de nouveaux effets indésirables à appréhender...

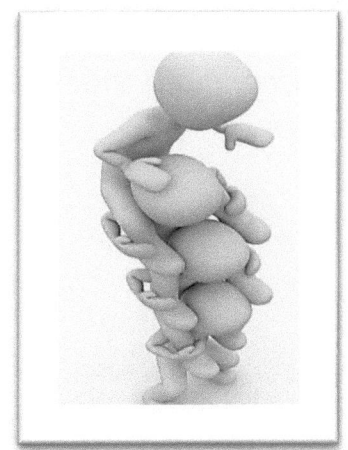

Je veux pouvoir profiter pleinement d'eux et ensuite, je passerai à cette nouvelle chimiothérapie orale, d'ici la fin du mois d'août, Endoxan. Je vais devoir la prendre tous les jours, en continu sans pause, avec une prise de sang toutes les semaines. À suivre ...

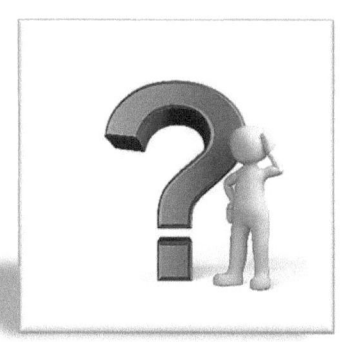

À suivre, car tout peut encore changer, j'attends un retour de mon oncologue. J'avais une douleur sur l'épaule associée à une anomalie sur la peau depuis quelques mois. Rien qui alarmait les oncologues. Une lésion couleur peau qui grossit depuis plusieurs mois, qui ressemble à une piqûre d'insecte enflammée, et douloureuse.

L'hôpital m'a une fois de plus demandé de me débrouiller en prenant rendez-vous en dehors de l'hôpital, car, pour le corps médical, ce n'était rien d'anormal, en tout cas pas lié au cancer.

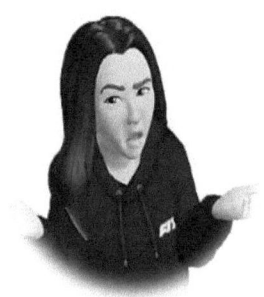

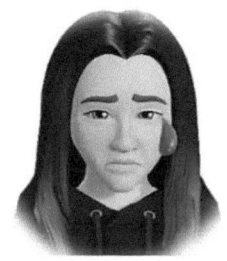

J'ai donc pris rendez-vous chez une dermatologue extérieure à l'hôpital, qui a effectué une biopsie le jour même et m'a annoncé en juillet 2024 que cette lésion épidermique (sous la peau et non sur le derme comme l'est un grain de beauté) est revenue avec les mêmes caractéristiques que le cancer des seins. Ce qui veut dire que les tumeurs des seins ont également migré dans le derme et l'hypoderme.

L'hôpital de suivi en cancérologie a mis en place une application avec laquelle j'ai un contact régulier avec des infirmiers dits « infirmiers coachs ».

Je trouve cet outil extrêmement important, pour le suivi, avoir des conseils, recevoir des ordonnances rapides (liées au traitement uniquement). Je trouve cette application indispensable pour vivre plus sereinement la chimiothérapie à la maison. Pour ne pas se sentir seule et isolée. Je ne peux que féliciter l'équipe pour cette démarche et espérer qu'elle soit instaurée dans tous les hôpitaux de suivi médical et développée avec plus de possibilités.

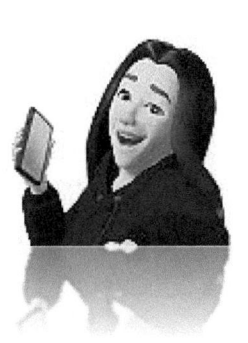

J'ai donc envoyé un message sur cette application pour expliquer la situation, comme cette biopsie a été faite en dehors de l'hôpital, il faut du temps pour que mon oncologue puisse en avoir connaissance. J'attends son retour pour savoir si je vais devoir faire

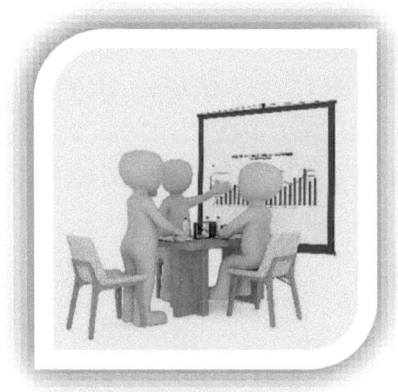

d'autres examens ou si cela va induire un changement de traitement.

Vous l'aurez compris : nous avons, en fonction des hôpitaux, des outils différents mis à notre disposition, des protocoles et des suivis différents.

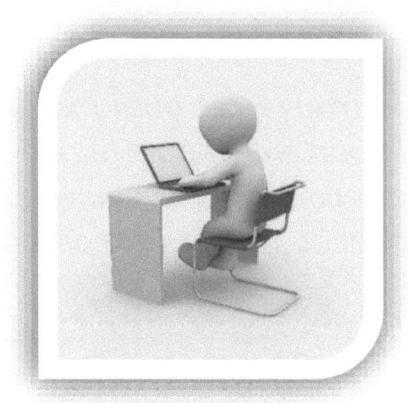

Pour ma part, comme j'ai une évolution de la maladie a quasiment chaque imagerie, j'ai donc un suivi d'images et un rendez-vous avec l'oncologue tous les 3 mois.

Il se peut que cela soit différent en fonction de l'évolution, du protocole de votre hôpital, de votre réponse ou non aux différents traitements. Il y a tellement de paramètres qui rentrent en ligne de compte !

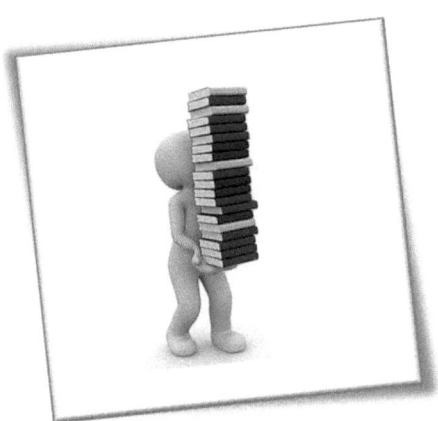

Après un peu plus de 8 mois de chimiothérapies orales dont 2 différentes, je peux vous dire que j'ai eu une multitude d'effets indésirables (ils sont nombreux et très changeants au fil du temps et des traitements. Je ne pense pas nécessaire de tous les énumérer).

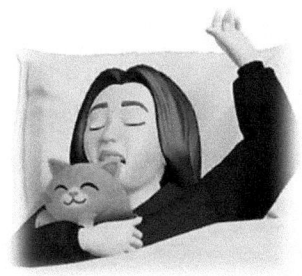

Mais les effets causés par ces chimiothérapies ne sont certainement pas ceux dont j'avais le plus peur. J'ai toujours mes cheveux, j'ai pris du poids, ma maladie n'est pas visible. Par contre, bien évidemment, mon corps a réagi à tous ces traitements.

Des jours, des heures, pas toujours évidents à vivre. Ce n'est vraiment pas une vie facile !

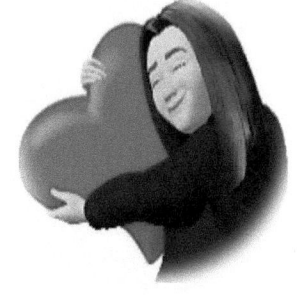

On essaie de faire au mieux, de montrer le moins possible nos douleurs, notre fatigue permanente et nos problèmes liés aux effets indésirables des traitements, mais parfois cela prend le dessus.

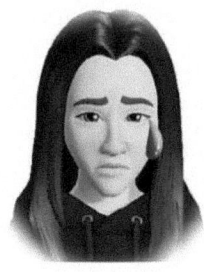

Ce n'est pas une partie de plaisir, c'est un combat nuit et jour, sans répit. On culpabilise très souvent, car lorsque cela se voit, notre entourage se sent incapable de nous aider et souffre.

*Vous avez tellement tort à ce sujet ! Si vous saviez à quel point votre présence, votre amour, votre empathie, votre bienveillance, vos attentions, vos mots, vos messages, le partage de tout autre sujet que la maladie, de tout ce que vous nous apportez **est une aide précieuse et indispensable** pour nous, pour notre combat et pour notre bien-être.*

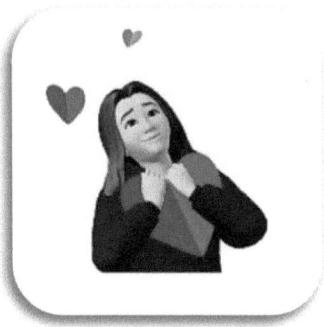

Sans tout cela, notre vie serait vite limitée à une vie de malade, ce serait tellement triste !

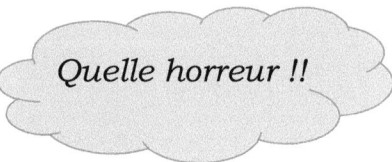

Quelle horreur !!

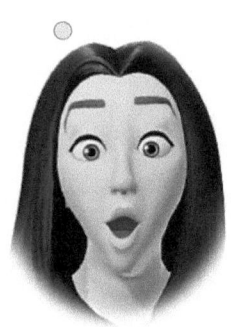

Que l'on soit sous n'importe quel type de protocole médicamenteux, la maladie est une lutte quotidienne.

Et dans ce combat, vous êtes indispensables, car, même si vous pensez être incapables de nous aider, vous nous apportez régulièrement, d'une multitude de façons différentes, une force inestimable qui nous permet de continuer.

Vous nous aidez dans notre vie en général, sans même vous en apercevoir ! Vous n'êtes en rien responsables de notre épreuve. Personne ne peut maîtriser ni notre souffrance physique, ni le temps qu'il nous reste.

Continuez à nous faire part de vos moments de vie, votre bonne humeur, riez, parlez de tout, vivez

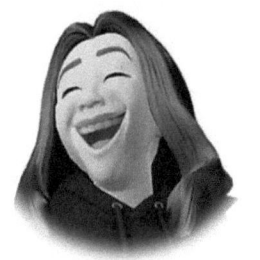

pleinement chaque instant, soyez présents comme vous le pouvez (un message, une image rigolote, une photo, toute attention apporte tellement !).

Continuez à avancer, à profiter de la vie, à nous partager tous ces merveilleux moments que vous vivez, cela contribue à enrichir notre quotidien et à nous apporter une force mentale pour affronter la maladie et son quotidien.

Notre maladie ne nous définit pas. Nous sommes des êtres humains, nous souhaitons continuer à participer aux moments de la vie et a son lot de belles choses à apprendre, comprendre, ressentir et découvrir.

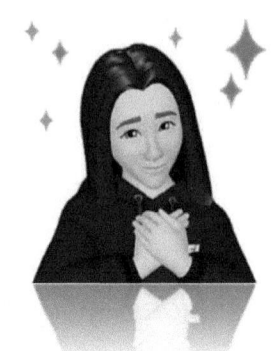

Notre quotidien devient limité par les symptômes, les traitements, les effets secondaires, notre fatigue, notre capacité physique amoindrie de par l'évolution de la maladie. Mais il ne faut pas lui laisser toute la place, derrière elle, se cache un être humain qui a les mêmes besoins qu'une personne en bonne santé. On veut vivre pleinement chaque instant.

Restez-vous mêmes avec nous, et continuez à rire, à aimer, à partager, à découvrir !

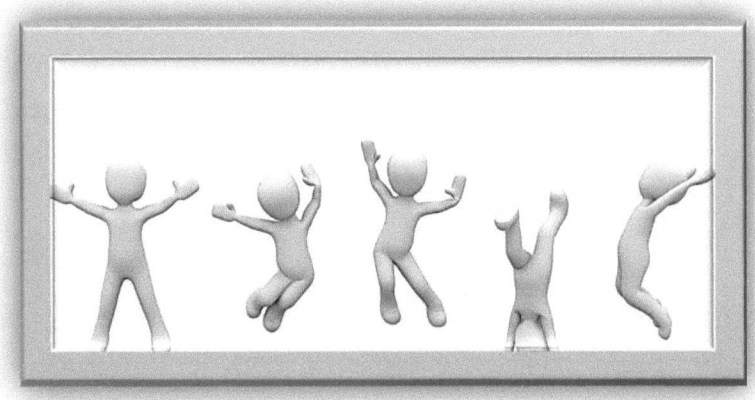

Vivons le mieux possible, en laissant le plus de place à tout ce qui est important et positif.

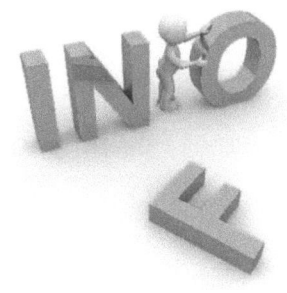

Explications sur la chimiothérapie orale

La chimiothérapie est un traitement à base de produits chimiques. Ce terme est surtout employé pour faire référence aux traitements de tumeurs cancéreuses.

La chimiothérapie permet de détruire ou d'empêcher le développement de cellules tumorales qui ont la particularité de se développer de façon anarchique, grâce à des substances chimiques. Ces substances peuvent également impacter des cellules saines, ce qui peut conduire à des effets secondaires.

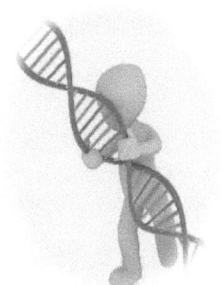

La chimiothérapie peut aussi être administrée par voie orale, sous forme de gélules. Ce type de chimiothérapie possède la même efficacité que la chimiothérapie par voie veineuse.

La chimiothérapie orale, quand elle est possible, présente l'avantage d'être plus confortable, d'éviter de se rendre à l'hôpital, elle s'accorde mieux à une vie quotidienne.

La prise en charge des cancers présentant des métastases repose principalement sur un traitement de chimiothérapie éventuellement associée à une thérapie ciblée et / ou une hormonothérapie.

Liste (non exhaustive) des différentes chimiothérapies orales possibles à ce jour :

*référence :https://www.oncologiemedicalehegp.fr/chimiotherapie/

Famille	Molécules	Cibles cellulaires
Anthracyclines/Anthracènediones	Doxorubicine, Epirubicine, Idarubicine, Mitoxantrone	Topoisomérase II, ADN
Inhibiteurs de la topoisomérase	Irinotécan, Topotécan	Topoisomérase I, ADN
Antimétabolites	5-Fluorouracile, Méthotrexate, Mercaptopurine, Fludarabine, Cytarabine, Gemcitabine,	Bases puriques et pyrimidiques

	Capécitabine, Pemetrexed	
Alkylants	**Cyclophosphamide**, Melphalan, Ifosfamide, Busulfan	ADN
Poisons du fuseau	**Vinorelbine**, Vincristine, Vindésine, Vinblastine, Docétaxel, Paclitaxel	Tubuline
Sels de platine	Carboplatine, Cisplatine, Oxaliplatine	ADN

Effets secondaires de la chimiothérapie

Au cours d'un traitement par chimiothérapie cytotoxique, des effets secondaires peuvent survenir. Comme pour tout médicament, les effets secondaires sont variables d'un individu à l'autre. La plupart de ses effets secondaires peuvent être prévenus et/ou soulagés par des médicaments.

La toxicité aiguë

La toxicité aiguë est une toxicité immédiate survenant dans les heures ou les jours suivant l'administration de la cure. Les toxicités aiguës sont généralement réversibles et leur intensité dépend de chaque molécule. Les toxicités aiguës les plus fréquentes sont d'ordre hématologique, digestif, urinaire, cutané, neurologique, allergique et inflammatoire.

Toxicité hématologique

La toxicité hématologique est la plus fréquente et provoque :

- La diminution des globules blancs, leucocytes et polynucléaires neutrophiles, (leucopénie et neutropénie) augmente le risque d'infections

- La diminution des globules rouges (anémie) accroît l'asthénie et la fatigue

- La diminution des plaquettes (thrombopénie) majore le risque hémorragique

- La toxicité hématologique peut nécessiter des réductions des doses d'un ou plusieurs cytotoxiques et/ou un allongement du délai entre les cures de chimiothérapie

Il existe des moyens pour prévenir ou corriger cette toxicité : ce sont les facteurs de croissance hématopoïétiques, avec principalement le G-CSF pour les globules blancs. L'anémie peut être corrigée soit par des transfusions et dans certaines indications par l'érythropoïétine (EPO). La thrombopénie, si elle fait courir un risque hémorragique important, sera corrigée par transfusions.

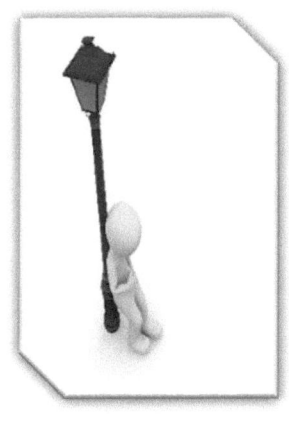

Les troubles digestifs

Ils peuvent être de plusieurs natures :
- Les nausées et les vomissements que l'on peut prévenir avec des molécules de plus en plus performantes
- Les mucites correspondant à une inflammation de la muqueuse buccale pouvant se surinfecter soit par des

champignons, soit par des bactéries. Les mesures préventives relèvent de l'hygiène locale associée à un des bains de bouche à titre prophylactique

- Les diarrhées que l'on peut prévenir par une hygiène alimentaire adaptée et soulager avec des traitements simples de type lopéramide
- La constipation, que l'on peut prévenir par une hygiène alimentaire adaptée et soulager par des laxatifs

Toxicité sur le système urinaire

Ces traitements ne sont donc pas réalisés en hôpital de jour, mais en hospitalisation complète
- La toxicité rénale :

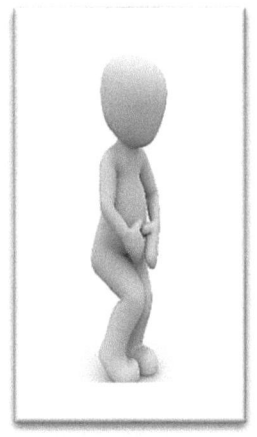

Les principales molécules impliquées dans la toxicité rénale sont le Cisplatine et le Méthotrexate. La toxicité rénale est prévenue en établissant une diurèse alcaline et en utilisant des molécules appartenant à la famille des Thiols
- La toxicité vésicale :

L'inflammation de la vessie se rencontre principalement avec le Cyclophosphamide et l'Ifosfamide. Cette toxicité est prévenue en utilisant le Mesna

Toxicité cutanée

- L'alopécie :

C'est une toxicité très fréquente à des degrés variables. Elle peut être prévenue par la mise en place d'un casque réfrigérant avant et pendant l'administration de la chimiothérapie (lorsqu'elle est par voie intraveineuse), ainsi que par certaines mesures simples de soin des cheveux telles que l'arrêt des permanentes et des couleurs pendant cette période

- L'onycholyse :

Il s'agit de l'altération des ongles dont la principale molécule impliquée est le Docétaxel. On recommande l'utilisation d'un vernis à ongle au silicium pour éviter cet effet secondaire

- Le syndrome main-pied :

Il s'agit d'une irritation voire d'une desquamation plus ou moins importante au niveau de la paume des mains et de la plante des pieds. La prévention repose sur des mesures d'hygiène locale et une hydratation adaptée de la peau. Les principales molécules responsables de ce syndrome sont la Capécitabine et la Doxorubicine Liposomale

Toxicité neurologique

- Neuropathie périphérique :

Les principales molécules à l'origine de neuropathies périphériques sont l'Oxaliplatine, le Paclitaxel et le Docétaxel
- L'ototoxicité :

Cette toxicité auditive est retrouvée avec le Cisplatine

Réactions allergiques et inflammatoires

Allergie : Les réactions allergiques sont généralement imprévisibles et doivent être immédiatement signalées. Cependant, certaines molécules comme le Paclitaxel sont connues pour être à l'origine d'allergies et une prévention d'emblée est faite par des antihistaminiques classiques

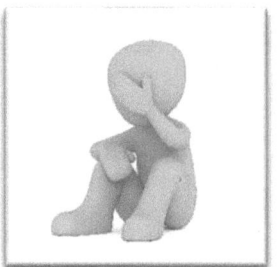

- Rétention hydrosodée :

Ce phénomène est observé principalement avec le Docétaxel pour lequel chaque cure est précédée et suivie d'un traitement par corticoïdes permettant d'éviter cette réaction

La toxicité retardée

Les toxicités retardées apparaissent plusieurs mois ou années après la chimiothérapie.

On retrouve :

- La toxicité cardiaque à type d'insuffisance cardiaque congestive observée après Anthracyclines. Chez des patients 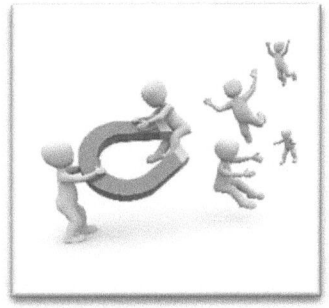 présentant ce type de troubles cardiaques préalablement au traitement, celui-ci sera modifié pour ne pas aggraver la pathologie cardiaque. D'autre part, certaines molécules peuvent prévenir l'apparition de cette cardiotoxicité comme le Dexrazoxane

- Les leucémies et myélodysplasies secondaires au Cyclophosphamide et aux Anthracyclines. Elles sont relativement rares et actuellement, il n'y a pas de moyen de les prévenir ou de prévoir quel patient serait plus susceptible de développer ce type d'atteinte hématologique

- La fibrose pulmonaire après Bléomycine

Chapitre 6

Mon parcours, mon ressenti sur cette expérience de vie

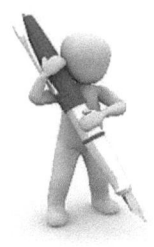

Mon parcours, mon ressenti sur cette expérience de vie

J'ai vécu un traumatisme durant l'été 2022, dont je ne me relèverai pas.

J'ai, néanmoins, essayé de continuer à vivre, à garder mes objectifs.

Je voulais prendre un nouveau départ, dans lequel j'aurais tout à créer, tout à construire. J'avais la volonté, à l'aube de mes 40 ans,

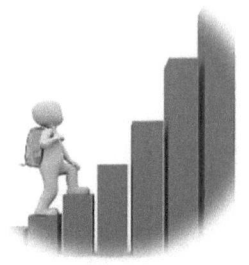

de commencer une nouvelle vie plus en adéquation avec mes envies personnelles.

J'aspirais à évoluer professionnellement, je rêvais de pouvoir m'acheter une maison pour y poser mes valises définitivement, et je souhaitais découvrir le monde, des cultures différentes, découvrir d'autres paysages, d'autres architectures, m'enrichir du partage que j'aurais pu vivre à travers ces voyages.

Je voulais m'accomplir personnellement et professionnellement.

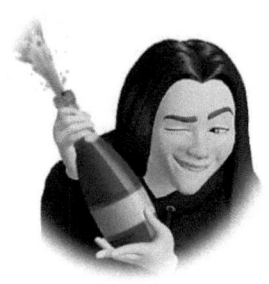
J'ai obtenu une mutation professionnelle, je suis dans la fonction publique territoriale. J'ai alors été affectée dans un secteur totalement différent de ceux dans lesquels j'ai travaillé tout au long de ma carrière. De nouvelles missions m'ont été attribuées, je devais donc m'investir totalement dans un domaine que je ne maîtrisais pas et dans lequel j'avais tout à apprendre.

J'ai changé de région, j'ai emménagé dans une maison en location pour découvrir l'environnement avant de m'engager dans un achat.
Je voulais être sûre de l'endroit où mes enfants et moi pourrions-nous sentir bien.

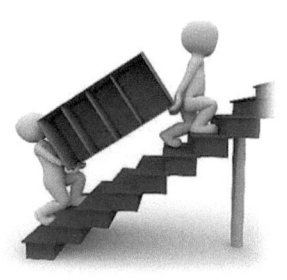

Mon travail était mon premier objectif, apprendre, m'y investir pleinement. Après mon arrivée, je me suis inscrite à de nombreuses formations, basées sur plusieurs villes en France, qui devaient débuter au courant de l'année 2023.
En attendant, j'essayais de me former en interne, avec une

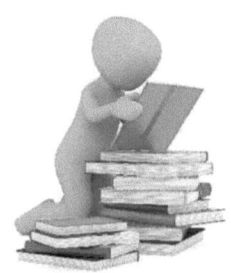

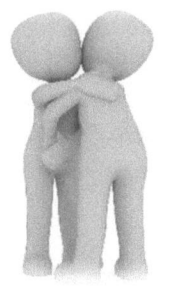 multitude de ressources trouvées sur mes lieux de travail (mon nouveau poste m'amène à me rendre sur plusieurs sites).

Mes déplacements m'ont permis de croiser le chemin de mon compagnon et d'autres merveilleuses personnes qui m'enrichissent de par leur bienveillance.

Après une dizaine d'années de célibat réciproque pour mon compagnon et moi, la vie nous a permis de commencer notre histoire d'amour en octobre 2022. Notre idylle a rapidement pris un tournant d'épreuves à traverser, puisque 3 mois après le début de 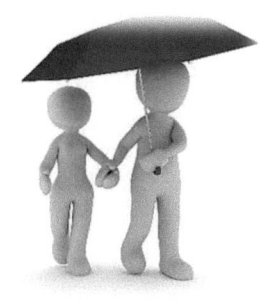 notre histoire, le cancer s'est invité dans nos vies, et 5 mois après nous apprenions que ce fameux cancer serait inguérissable (« incurable »).

Nous avons commencé notre aventure amoureuse empreinte de douceurs, remplie de joie, de rire, de 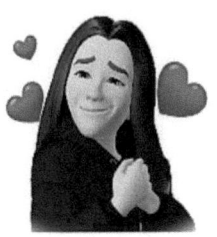 complicité, dans laquelle nous prenions le temps de tout nous dire, de nous confier sur notre passé, nos traumatismes, nos peurs, nos attentes, nos espoirs, nos projets, nos rêves.

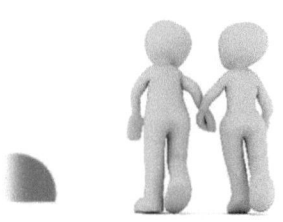
Nous avons construit peu à peu notre couple, avec des fondations solides. Pour nous, les valeurs les plus importantes étaient la bienveillance, le respect, la communication et la complicité.
Ce sont là les bases qui nous ont soudés, et qui sont, aujourd'hui encore, notre force dans la vie quotidienne.

Lorsque l'annonce nous est « tombée dessus », mon compagnon a, de suite, voulu m'accompagner dans toute cette expérience, sans hésiter. Moi, j'étais plus réticente ressentant des émotions de culpabilité, je ne voulais pas l'entraîner dans cette épreuve, j'estimais qu'il méritait de profiter d'un avenir 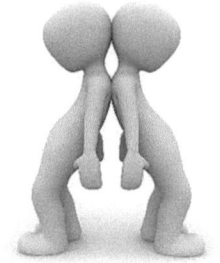 *rempli de projets, d'accomplissements, de sérénité, une vie heureuse qui serait pleine d'énergie.*
S'il avait décidé de prendre un autre chemin, je l'aurais compris.

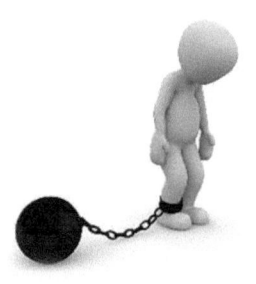
Cela ne faisait que 3 mois que nous avions commencé notre romance, je ne lui en aurais pas voulu.
Nous en avons longuement parlé, des soirées entières à envisager les possibilités qui

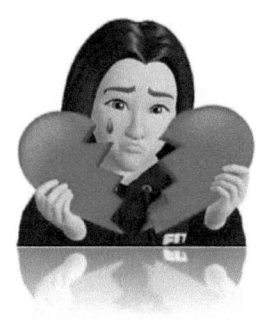
étaient les siennes, de ce que la maladie risquait d'apporter dans nos vies. J'avais tellement de peur face à mon changement d'apparence physique (perte de cheveux, prise ou perte de poids, opération des seins qui était prévue initialement), mais également face à la perte d'énergie due à la maladie et aux traitements !

J'ai toujours été active, une personne qui avance, qui est le moteur de sa vie et qui transmet cette énergie aux autres. J'étais tétanisée à l'idée de devenir faible, car c'est l'idée que je me faisais des conséquences de cette maladie.

Mon compagnon est plus jeune que moi, j'avais tellement peur de devenir un boulet, un poids dans sa vie, dans son quotidien !
Peur de ne plus pouvoir vivre pleinement et de l'emmener avec moi dans ce mode « survie ».

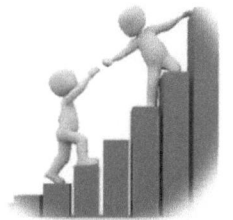

J'ai compris avec le temps que,
non seulement, son choix lui appartient et que je dois donc le respecter, mais j'ai compris également qu'une relation saine est basée sur l'amour inconditionnel.
Être là l'un pour l'autre quelles que soient les épreuves de la vie.

N'ayant jusqu'alors pas vécu de relation équilibrée, je suis en phase d'apprentissage, et je remercie la vie et mon compagnon de me permettre d'apprendre à vivre cette expérience, qui est celle d'une 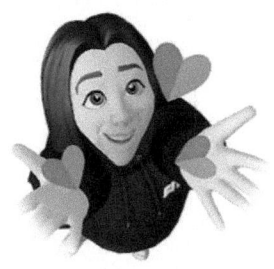 histoire authentique, bienveillante, une histoire d'amour inconditionnel, que je vous souhaite à tous.

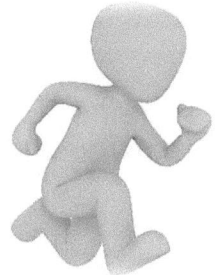 Les semaines qui ont suivi la première annonce, nous avons été dans une dynamique d'actions.

Comment annoncer cette nouvelle aux enfants ?
Comment gérer la perte de cheveux ?
Comment gérer le travail et les formations prévues ?
Comment les séances de chimiothérapie allaient-elles se passer ?
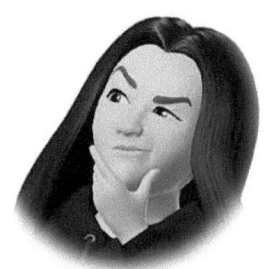
Comment arriver à concilier une vie qui se voulait être à un tournant dans les projets professionnels et personnels avec cette annonce de cancer et ce que cela implique ?

Une multitude de questions, de recherches ont fait notre quotidien à la suite de la découverte de la maladie.

Nous avons même essayé de trouver rapidement un logement à acheter avant de rentrer dans les protocoles de soin.

Nous nous efforcions de trouver des projets positifs pour contrer le négatif induit par la maladie.

Nous avons visité plusieurs logements, nous avons pris des contacts avec plusieurs banques, tout en parallèle, continuant à travailler et à passer la batterie d'examens pour le bilan d'extension et les rendez-vous avec l'oncologue et l'anesthésiste en vue de l'opération prévue initialement.

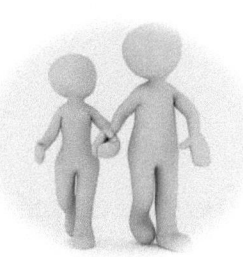

Bref, un tourbillon d'émotions contradictoires, de projets, d'envies d'avancer malgré tout, de besoin de trouver un projet commun qui nous tenait à cœur pour penser à autre chose.

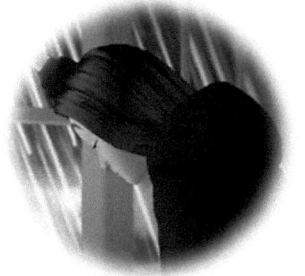

J'ai dû annuler tous mes engagements de formation, à cause des incertitudes liées aux suites opératoires.

Ces formations étaient éloignées de la maison, et elles avaient pour but de m'apprendre des éléments à mettre en place dans mon travail. Or, l'arrêt de travail était imminent pour l'opération, suivie d'un temps de traitement qui ne m'était alors pas encore expliqué.

Trop d'incertitudes pour pouvoir m'engager et m'investir dans des formations, dans un projet professionnel qui me semblait mis entre parenthèses durant un temps incertain.

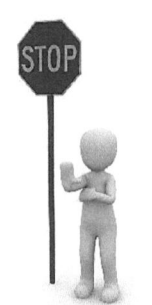

Les semaines passèrent à mille à l'heure, et là… le verdict final est tombé, cancer de stade 4, non guérissable avec des traitements à vie.

Nos espoirs de retour à une existence plus ou moins « normale » retrouvée après la maladie sont décimés !

Nos projets sont anéantis les uns après les autres.

Mon compagnon a ressenti de la colère contre la vie et de la tristesse. Aujourd'hui, plusieurs mois après, c'est surtout la peur qui l'anime lorsqu'il y pense (car je vous rassure, on ne passe pas nos journées à y penser !).

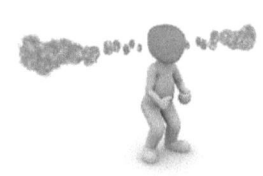

Au début, cela prend énormément de place, puis le temps passe et on s'adapte. On y pense, mais on en parle moins, on aborde d'autres sujets, on essaie de redonner de l'importance à beaucoup d'autres petits détails (et qu'est-ce que ça fait du bien ! 😊).

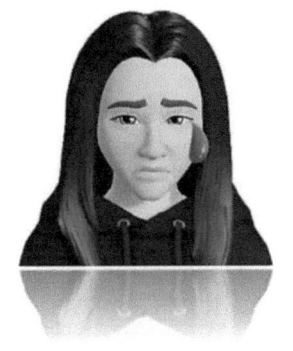

Mes parents ont également vécu ces nouvelles successives comme de l'injustice, avec de la colère qui est toujours présente, et bien évidemment de la tristesse.
En tant que parent, la seule chose qui nous importe, c'est le bonheur de nos enfants.

Peu importe ce que nos enfants font ou deviennent, mais qu'ils soient heureux, s'épanouissent et vivent pleinement chacun de leurs projets, de leurs rêves et ce, en bonne santé.
Je ne peux même pas imaginer leurs émotions, si grandes soient-elles.

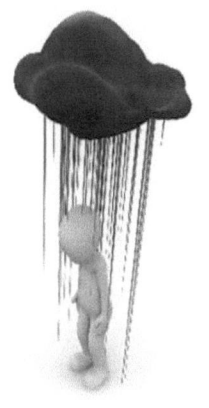

Et si vous saviez comme cela peut me rendre triste, j'ai traversé tellement d'épreuves dans ma vie, j'ai été tellement de fois porteuse de mauvaises nouvelles, que cela me blesse profondément d'être la cause d'une de plus !

Mais comme je vous l'ai dit dans un de mes chapitres précédents :
On ne choisit pas d'être malade ou d'être accompagnant d'un malade.

On traverse les épreuves chacun au mieux, comme on peut.

Chacun à sa place, a le droit d'avoir un cheminement différent. C'est « OK » !
Chacune des émotions doit être vécue à sa façon pour mieux avancer et traverser cette expérience de vie.

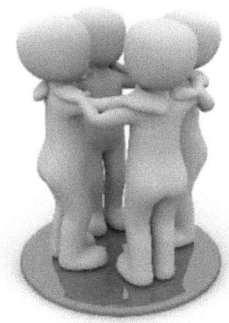

Depuis le début de la maladie, plusieurs appréhensions et peurs ont été omniprésentes pour moi :
- *La peur de l'apparence physique et de mon état énergétique ou « vital »*
- *Le travail*
- *Comment va-t-on faire financièrement ?*
- *Combien de temps me reste-t-il à vivre ?*

La peur de la modification de mon apparence physique, la peur du manque d'énergie vitale.

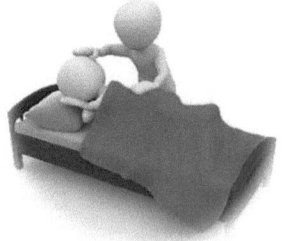

J'avais peur de perdre mes cheveux, que j'ai toujours eu des cheveux épais et longs. La peur que l'on m'enlève mes seins. Peur de maigrir, de blanchir, de paraître malade.

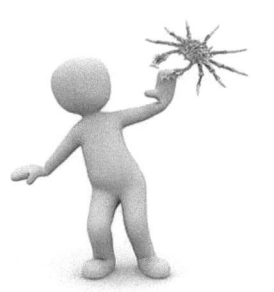

Je vous écris aujourd'hui, en juin 2024, je peux donc parler avec un peu de recul. Ayant un cancer métastatique, non opérable, j'ai toujours mes seins. J'ai perdu de la masse de cheveux, et j'ai dû me les faire couper au carré, car la lourdeur de mes cheveux me provoquait des douleurs insupportables, certainement dues aux différents traitements, mais je les ai toujours ! ! 😃 *! ! J'ai plutôt le visage rouge que le visage blanc. Et j'ai pris 8 kilos depuis le début des traitements (c'est cette partie-là que je vis mal physiquement finalement).*

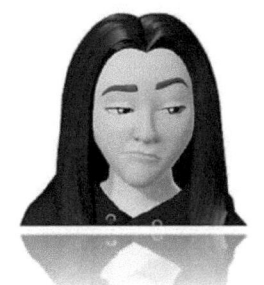

La majorité de nos traitements nous font grossir.

Je parle de nous car je fais partie de groupes d'entraide ou nous avons tous (TOUS et pas Toutes, car oui homme inclus, même si c'est rare n'oubliez pas de vérifier vos seins : zone pectorale, sternum et ganglions car vous êtes possiblement concerné par ce type de pathologie) des cancers métastatiques, et nos traitements pour la majorité d'entre eux, nous font plutôt prendre du poids que d'en perdre.

Donc, autant vous dire que je ne semble pas physiquement malade. Personne ne peut le remarquer pour le moment. Quand on nous dit depuis l'enfance qu'il ne faut pas se fier aux apparences, c'est bien vrai !

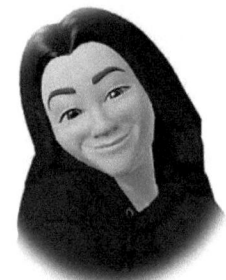

Je ne sais pas ce qui m'attend au fil des traitements et de la maladie. Tout peut bien évidemment changer et évoluer, mais je n'y suis pas !

Je peux donc juste vous dire que 19 mois après le début des traitements, pour rappel une hormonothérapie, une thérapie ciblée, une mise en ménopause artificielle, 2 chimiothérapies différentes, bientôt le début de la 3e, j'ai gardé l'apparence physique d'une personne en bonne santé.

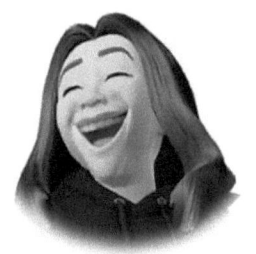

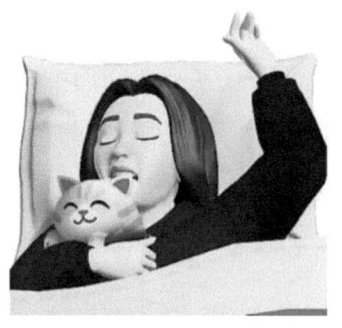

Pour l'énergie vitale, sacré bouleversement (pour ma part) !!!

J'ai d'abord commencé par l'hormonothérapie + thérapie ciblée + mise en ménopause artificielle.

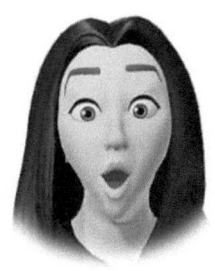

Je dormais quasiment nuit et jour les premiers temps. J'avais l'impression de ressentir chaque articulation « fois 1000 ». J'avais des douleurs lors de chaque geste, des bouffées de chaleur difficilement supportables, quatre kilos pris en quelques mois.

Au fil du temps, mon corps a commencé à mieux gérer les phases de sommeil, même si c'était encore extrême, surtout pour moi qui suis insomniaque depuis des années. Je dormais environ 12 heures la nuit, en dents de scie et je dormais 3 à 4 heures l'après-midi. J'avais l'impression de ne plus être grand-chose, à part un ours qui hiberne. Je n'étais plus le moteur de quoi que ce soit, j'avais des

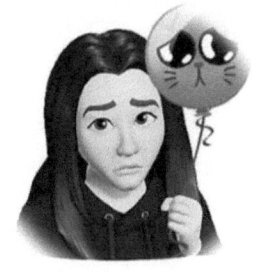

difficultés, ne serait-ce que pour poser le pied par terre chaque jour.

J'avais tellement mal partout, que c'était vraiment moralement difficile à gérer. Après environ 5 mois de traitement, je commençais à m'y adapter, enfin ! J'amorçais un mieux-être, je gérais davantage mon quotidien, mon sommeil, mes douleurs permanentes articulaires et musculaires, qui, honnêtement ont été pour moi, le plus difficile à supporter.

Ce que j'appréhendais le plus, c'était de rester dans cet état de léthargie, moi qui avais tellement d'énergie avant !

Moralement, c'est tellement éprouvant d'avoir cette impression de ne pas être soi-même. Que l'on nous a enlevé 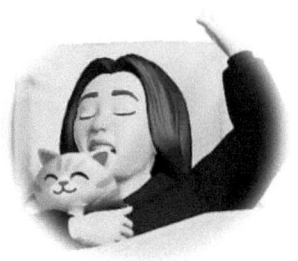 notre vigueur, pour être dans un état de survie quotidienne.

J'ai à ce jour toujours cette perception, même s'il y a des périodes avec plus d'énergie que d'autres, l'épuisement fait partie de mon quotidien, à mon grand désarroi.

On réagit tous différemment aux traitements, et surtout, toutes les chimiothérapies ne font pas perdre les cheveux ou perdre du poids.

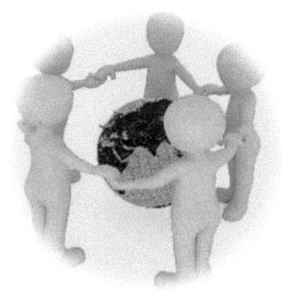 Il serait donc indispensable que l'on change cette vision, cette perception de la maladie.

Oui, le cancer peut être une maladie invisible.

Ne vous fiez pas aux apparences et enlevez-vous tous les préjugés physiques sur cette maladie.

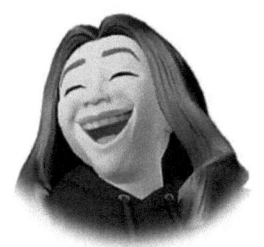

Oui, on peut sourire, rire, et surtout continuez ! Ne laissez pas la maladie, ou le jugement des autres, vous prendre cette si précieuse émotion.

Le travail, *un sujet sur lequel je me suis posée tellement de questions !*
Quelle angoisse ! ! ! Je travaille depuis l'âge de 17 ans.
Avoir un emploi a toujours été important pour moi. Non seulement pour pouvoir m'investir, y apporter mes compétences, mais également pour approfondir mes connaissances, évoluer et découvrir de nouvelles personnes.
J'ai toujours trouvé que la richesse de ma vie se faisait à travers les rencontres, par le biais des autres. C'est non seulement un travail, mais une vie sociale et économique.

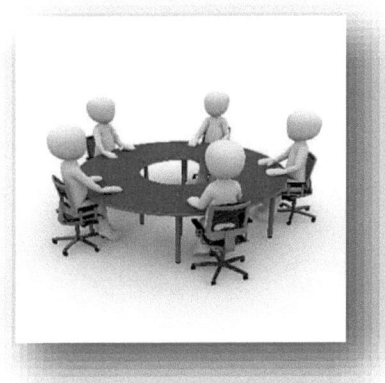

L'activité professionnelle nous permet de voir du monde, d'échanger, de partager, de s'enrichir grâce aux autres de par leurs présences, leurs émotions, leurs compétences, leurs croyances, leurs valeurs.

Les relations humaines sont pour moi une ressource indispensable à mon quotidien, à mon bien-être moral.

Il est également essentiel financièrement puisqu'il me permet de subvenir à nos besoins primaires (se loger, se nourrir, se laver, s'habiller), voire à quelques secondaires (loisirs, vacances) grâce à mon salaire.

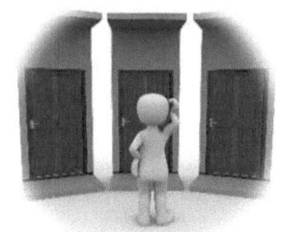

Le travail, pour moi, est une mission de vie essentielle à mon bien-être physique, mental et financier.

Lorsque j'ai appris que j'avais un cancer généralisé, l'idée de m'arrêter fut une source d'angoisse quotidienne.

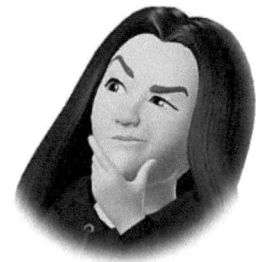

Je viens de commencer un nouveau travail, comment vais-je pouvoir l'annoncer ?

Combien de temps vais-je m'arrêter ?

Comment vais-je gérer un quotidien sans travail ou comment vais-je gérer mes missions si je reprends le travail ?

Comment vais-je trouver l'envie de me lever si je ne travaille plus ?

Que vais-je faire durant mes journées ?

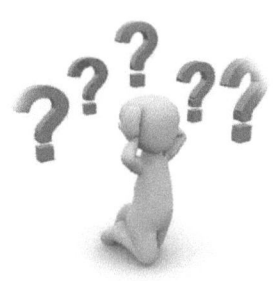

Comment vais-je réussir à gérer mes finances ?
Est-ce que j'arriverai à être à nouveau intégrée dans une équipe un jour ?
Est-ce que je vais retrouver au fil du temps l'énergie et le mental pour une reprise ?
Comment vais-je faire pour ne pas perdre mes capacités intellectuelles ?
Comment les autres vont-ils me percevoir avec cet arrêt, cette annonce ?
Quand vais-je me sentir prête à reprendre ? Est-ce que j'y arriverai un jour d'ailleurs ?
Tellement de questions qui furent longtemps sans réponses. Pour certaines, je n'en ai d'ailleurs encore aucune aujourd'hui.

J'ai préféré être totalement transparente avec la responsable de mon service et avec le service ressources humaines. Bien évidemment, chacun fait comme il le souhaite, il n'y a aucune obligation de dire ou de ne pas dire.
J'ai préféré expliquer la situation à mes responsables, c'est un choix personnel.
Ils ont donc eu connaissance de ma pathologie.

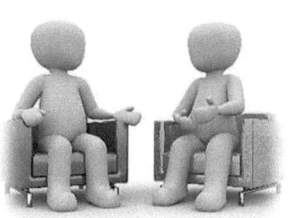

Une fois que j'ai commencé à mieux gérer l'hormono-thérapie + la thérapie ciblée, j'ai demandé à reprendre mon travail en mi-temps thérapeutique.

Donc, me voilà partie chez ma généraliste demander son autorisation et la validation administrative, pour ensuite envoyer en recommandé le document à mon employeur.

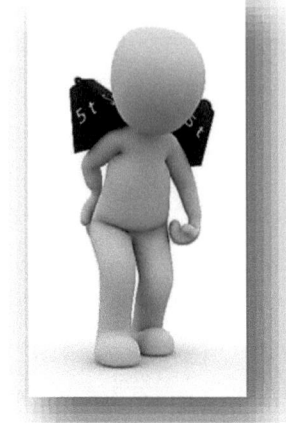

Tout est très lourd administrativement parlant.

Plusieurs mois se sont écoulés entre ma démarche de reprise et ma convocation à la médecine du travail.

Entre temps, j'ai eu un nouveau Tep-scan (examen d'imagerie), qui a montré une évolution du cancer. Ce qui a eu pour conséquences de passer de l'hormonothérapie + thérapie ciblée à une chimiothérapie.

Lorsque j'ai eu mon rendez-vous à la médecine du travail, je n'avais pas encore débuté cette chimiothérapie. J'avais juste les résultats d'imageries et le protocole de chimiothérapie.

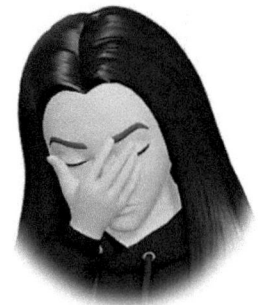

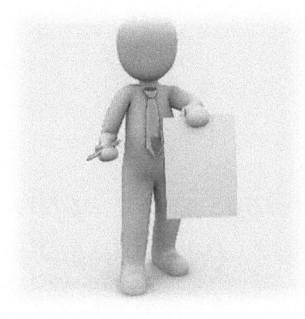

Le médecin du travail m'a expliqué qu'au vu de ma situation, une reprise serait très compliquée pour moi et pour mon employeur. Qu'elle serait certainement trop précoce et risquerait de nous mettre tous en difficulté.

J'ai donc compris à travers cet échange qu'il fallait que je patiente (encore). Que mon dossier serait refusé pour une reprise. La décision est prise par le comité médical saisi par l'administration. Verdict : Reprise refusée !

Il a fallu quelques mois après cette décision, que je fasse un choix, soit être placée en congé longue durée (5 ans, possible une seule fois dans toute sa carrière pour la même pathologie, 5 pathologies uniquement ont le droit d'attribution de ce congé, le cancer en fait partie), soit être en congé longue maladie (3 ans). Sachant que si l'on me plaçait sur un congé longue maladie (3 ans), j'empêchais ma collectivité de me remplacer.

Je venais juste de commencer mes missions (seulement 6 mois avant mon arrêt) sur ce poste, je ne me voyais absolument pas bloquer mon employeur, j'ai donc accepté de passer en congé longue durée.

Ce qui implique :
Soit que je reprenne mon poste à temps plein après ces 5 ans d'arrêt (je ne l'imagine pas possible aujourd'hui, en tout cas).
Soit que je sois placée en invalidité. (Quelle difficile idée de se dire qu'il est possible que je devienne invalide à 44 ans, mais ça voudra dire que je suis encore en vie, à suivre…)
Quelle angoisse financière !

Au début, j'ai pris cet arrêt comme une punition de plus, puis j'ai compris avec le temps que c'était pour mon bien et celui de ma collectivité. Les possibles symptômes liés aux traitements, ajoutés à ceux qui sont liés à mon état de santé, mon état physique en dents de scie, mon manque d'énergie, mon manque de concentration, mes problèmes digestifs, l'évolution de ma maladie, les changements réguliers de traitements, étaient de nombreux éléments pour lesquels je n'avais pas encore pris suffisamment de recul. J'ai alors compris que ce n'était pas pour me punir, mais au contraire pour mon bien, pour avoir le temps de

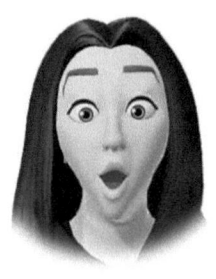

me soigner, sans contrainte ni obligation d'horaires et déploiement d'énergie.

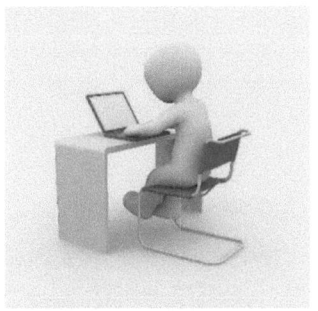

Ce n'est pas évident de passer par la case Acceptation.

J'ai mis beaucoup de temps. Je ne vivais que pour être une maman à temps plein et pour être utile dans le travail. Je n'ai jamais vu à quoi d'autre ma vie pouvait servir. Mon monde s'est écroulé.

À ce jour, 19 mois après le début des traitements, je sais qu'il aurait été impossible physiquement que je reprenne un travail avec déplacements, avec de nouvelles missions à appréhender, avec un investissement physique et psychique que je ne suis plus capable d'assumer.

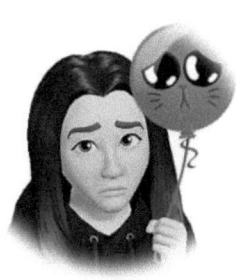

Par contre, je pense que je serais capable d'effectuer des missions que je maîtrise et qui seraient récurrentes, à mi-temps, depuis la maison, en télétravail.

Est-ce que ce sera possible un jour de le mettre en place ? Je ne sais pas.

C'est compliqué de l'envisager, car les délais administratifs de reprises sont tellement longs qu'entre ce temps d'attente, il peut m'arriver une multitude de choses.

Il est difficile de me projeter dans le temps, donc il est délicat de donner une directive qui pourrait être contrée par ma santé ou par mes traitements.

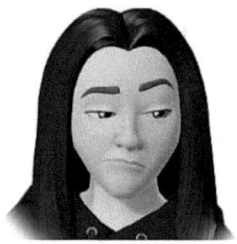

C'est tellement compliqué, car j'aimerais tellement travailler !

Mais je suis incapable de projection, et surtout de donner ma parole, donc de m'engager alors que tout est incertain !

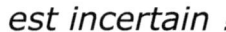

C'est difficile pour moi, car il y a la Angie qui a envie de continuer à vivre normalement et qui veut garder un lien avec une vie active malgré la maladie...

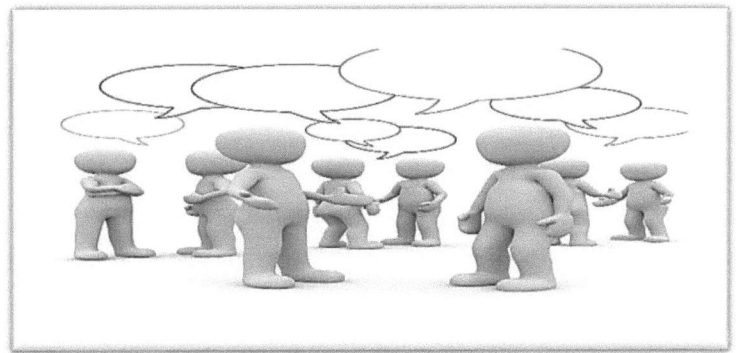

Qui veut garder l'espoir qu'elle a encore sa place dans la société, dans le travail, dans la vie sociale, avec des revenus mérités par des missions assumées dans la vie active.

Et, il y a la Angie malade, qui, elle, a du mal à se lever. Pour qui, il y a des jours avec et des jours sans, voire des heures avec et des heures sans.

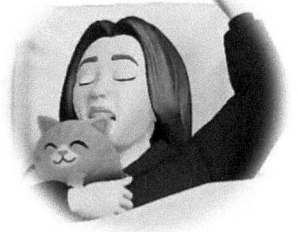

Qui a besoin de dormir les après-midis, qui parfois n'arrive plus à trouver les mots ou à trouver des moments de concentration, qui a parfois tellement mal qu'elle arrive seulement à essayer de contenir ses douleurs, qui arrive juste à avoir l'énergie pour le quotidien.

Pour qui ne serait-ce que prendre une douche est difficile physiquement.

Cette Angie-là a peur de prendre rendez-vous avec ses chefs, de faire une demande, pour une démarche dans laquelle elle ne pourrait même pas aller au bout de ses engagements. Car il y a tous ces délais imposés par les documents administratifs, les convocations, qui sont tellement longs que ma situation, mon état physique et psychique peuvent avoir le temps d'évoluer.

Je suis ces 2 Angie, et il est extrêmement compliqué de penser, de faire et d'être dans ces deux personnalités contradictoires.

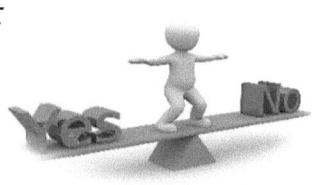

Une qui veut et l'autre qui ne peut pas.

Le travail d'acceptation est un long chemin.

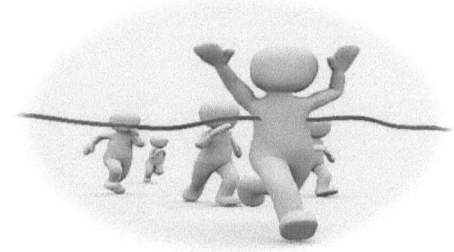

La peur de la diminution de revenus, comment va-t-on faire financièrement ?

Autant vous dire que notre projet d'achat fut rapidement anéanti (le droit à l'oubli est impossible 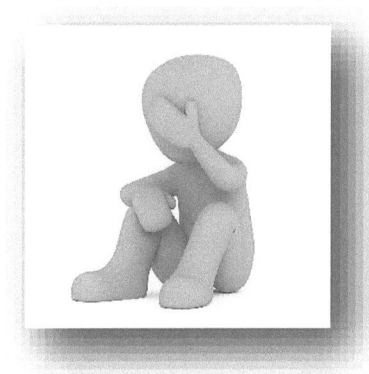 pour nous, car nous ne serons pas en « phase de guérisons », ni en fin de traitement), nos projets de découvrir le monde également (et oui, les assurances rapatriement n'autorisent pas nos belles pathologies à se balader trop loin).
Si vous saviez le nombre de deuils que nous avons à faire à travers ce cancer avancé !

Le deuil d'un corps qui ne fonctionnera plus jamais comme avant. Un corps qui nous fait mal, qui nous épuise quotidiennement, un corps qui manque d'énergie, une apparence qui change fortement avec les traitements.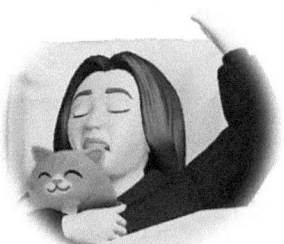

Avez-vous déjà eu un virus qui vous a mis totalement à plat ?

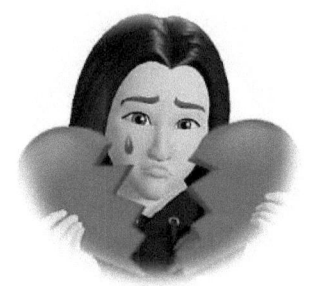

Notre quotidien, c'est celui-là, une personne totalement à plat qui se bat pour se lever et continuer à essayer de vivre, malgré cet état, au mieux.

Le deuil d'une vie qu'on espérait pleine de projets, et qui se veut maintenant être une vie qui s'écroule sous les désillusions. J'ai été anéantie par l'obligation de tirer un trait sur mes espoirs d'évolution de carrière professionnelle, effondrée de me dire que je ne pourrai pas acheter un logement, car bien évidemment, les banques ne nous prêtent pas, nous ne sommes même pas sûrs de vivre plus de 10 ans. Quant aux voyages, il en est de même : personne ne veut assurer le voyage d'une personne avec une telle pathologie, qui risquerait de coûter cher en rapatriement ou avec des assurances hors de prix que l'on ne peut pas prendre.

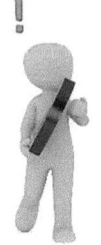 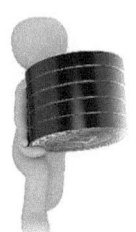

Quant aux finances, bien évidemment, le nerf de la guerre a été et est toujours une source d'angoisse très importante. La première année, j'ai eu à peu près les mêmes revenus. J'étais initialement en arrêt nommé congé de maladie

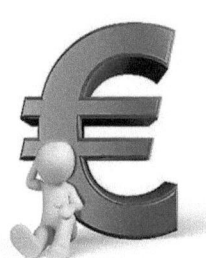

ordinaire, puis mon arrêt s'est transformé en congé longue durée.

Je suis dans la 2e année d'arrêt, j'ai perdu quasiment 20 % de mes revenus, avec bien évidemment toujours les mêmes charges (hormis les trajets pour effectuer les missions de mon emploi en moins mais l'électricité en plus passant mes journées à la maison !).

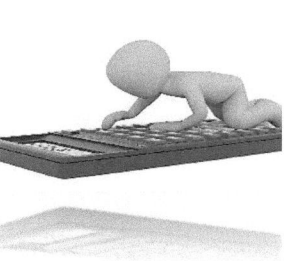

J'ai donc décidé de revendre ma voiture, pour trouver une source de dépenses en moins. Et de toute façon, je ne me sens pas suffisamment « présente » ni mentalement, ni physiquement pour conduire sans danger.

Nous avons décidé d'être raisonnés mon compagnon et moi, et nous avons déménagé d'une maison vers un appartement pour diminuer nos dépenses.

Beaucoup de modifications, de décisions sont à prendre lors de ce chamboulement.

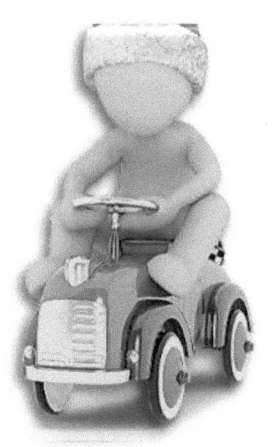

C'est une multitude de deuils et de changements à mettre en place. Des choix de raison, et non plus des

choix d'envies, de rêve ou de projets. C'est une période douloureuse !

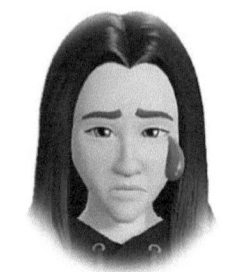

Pour ce qui est des finances :
À partir de la 4e année, je vais perdre environ 35 % de mon salaire initial, puis je passerai à une perte de 50 % de mon salaire. Pour ce qui est des suites, « de l'après arrêt maladie, la pension pour invalidité, mise en disponibilité ou autre je n'ai à ce jour pas les réponses ».

Je vous assure que ce côté financier me donne souvent l'idée sombre d'espérer ne pas passer ces 5 ans et de partir avant.
Moi qui espérais laisser quelque chose de matériel ou financier à mes enfants, tout s'écroule et me tétanise, je suis effrayée par l'état des futures finances.
On a l'impression d'être puni encore et encore pour avoir une maladie incurable.
Je sais que cela peut paraitre futile, mais sans argent il est difficile de subvenir aux différents besoins du

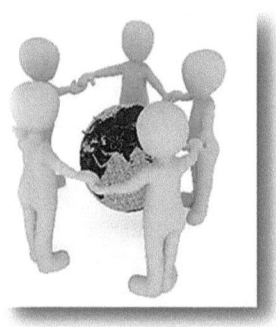

quotidien, les études des enfants, se chauffer l'hiver, bien s'alimenter, faire des activités pour le bien-être physique, mais surtout pour le mental. Cela reste une obligation pour pouvoir mener une vie saine malgré la maladie.

On ne choisit pas d'être malade !

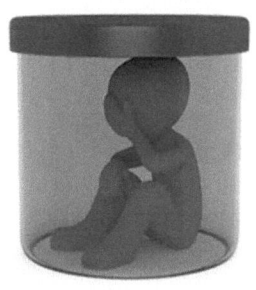

Je n'ai pas pris la décision d'être malade, je travaille depuis l'âge de 17 ans. J'ai donc cotisé, et ma retraite ne sera pas ! La pension d'invalidité sera certainement un minima social. Je pense que c'est un système à repenser.

Il est injuste, lorsque l'on nous donne moins de 10 ans à vivre, et que l'on est forcé par la maladie de ne plus travailler, d'être en plus dans la peur constante de ne pas réussir à payer ses factures.

Comment vivre avec 1000 euros par mois ? Comment payer les études des enfants, et subvenir aux besoins du quotidien avec si peu ?

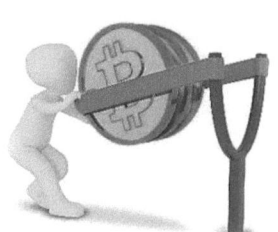

J'espère tellement que le système social pourra percevoir notre quotidien sous un autre angle !

Combien de temps me reste-t-il à vivre ?

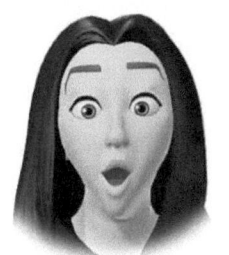

Pour répondre à cette question, la première action que j'ai faite, comme beaucoup de monde, c'est de regarder ce qu'Internet dit. Aoutch ! ! !

Entre 1 et 3 ans. Bon... et bien autant vous dire que la première idée qui m'est venue en tête, c'est : « que vais-je pouvoir laisser à mes enfants ? »

Absurde, vous me direz. Car je leur laisse bien évidemment une éducation, des valeurs, des souvenirs, de l'amour, et certainement une partie de moi en eux.
Mais l'aspect financier, matériel, bien ancré dans nos valeurs générationnelles, m'arrivait en pleine face. Impossible d'acheter quoi que ce soit, puisque ma

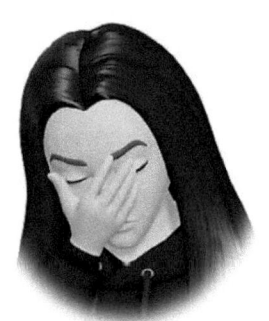

santé est sujette à un avenir extrêmement incertain, ce pourquoi, bien évidemment les lois et les banques refusent toute demande. J'ai donc cherché du côté des assurances vie (bien lire les petites lignes !), des placements possibles, des assurances mixtes, bref, j'ai fait le tour de beaucoup de solutions qui m'ont à leur tour été écartées.

Après avoir passé des heures au téléphone pour remplir la « paperasse », renseigner les documents reçus par courrier qui nous laissaient l'espoir que ce serait possible, une lettre est arrivée ensuite pour nous expliquer, qu'après étude de mon dossier, la réponse était négative.

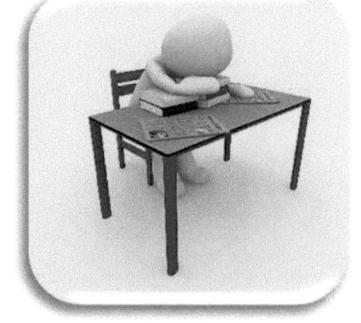

Il existe bien évidement des options avec des cotisations minimums mensuelles importantes, ce qui n'est pas envisageable avec 1000 euros par mois. Il faut également faire attention, car ce type de contrat fonctionne si on est encore en vie après un certain temps. Bien lire les clauses !

Il faut avoir les tripes bien accrochées, car je vous assure que toutes les désillusions ne font que s'enchaîner. Nous avons l'impression qu'en plus de ne pas choisir d'être malades, nous devons continuer à nous prendre des coups.

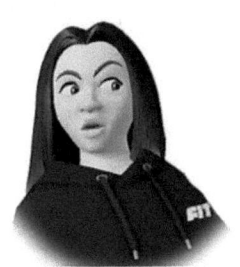

Dans chaque procédure administrative, dans chaque demande, on doit en permanence justifier de notre état, et on doit accepter de faire le deuil de tout.

J'ai 41 ans, je pensais pouvoir accomplir tellement de choses. Je supposais avoir le temps !
Un deuil de plus, j'espère ne pas leur laisser de dettes, car là encore, vaste supercherie.

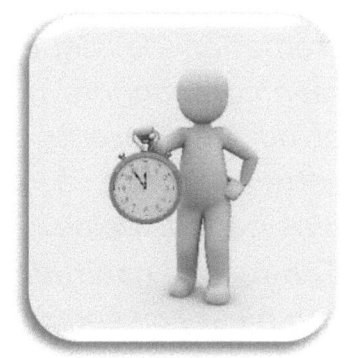

Je paie depuis des années une assurance invalidité-incapacité-décès, étant fonctionnaire.

C'est une assurance que l'on doit prendre en plus de notre mutuelle pour pouvoir, en cas d'arrêt, avoir un revenu qui complète notre perte de salaire, (bien évidemment pas totalement, dans mon cas 70 % de mon salaire brut, pour les primes c'est complexe).

A noter : lisez bien vos contrats !

Le détail de chaque clause est important et loin d'être facile à comprendre lorsque l'on ne maitrise pas le sujet. N'hésitez pas à prendre conseil auprès de votre prévoyance, ou d'un conseiller juridique.

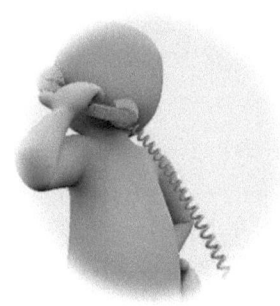

Une claque supplémentaire ! Celle des frais d'obsèques, je pensais mon contrat suffisant loin de là ! Il faut que je prévoie d'essayer de mettre de l'argent de côté pour anticiper les frais d'obsèques !

(Il faut compter environ 4 à 5000 euros pour une crémation classique) pour que mon compagnon, mes enfants et/ou mes parents n'aient pas cette dépense à prévoir en plus de leur peine.

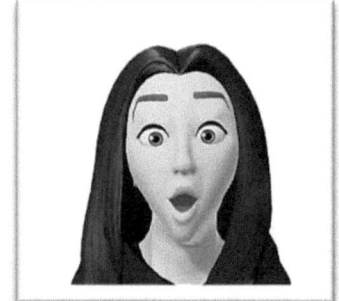

Comme d'habitude, lorsque l'on n'est pas confronté à ces questions, on n'en a pas du tout connaissance à tort !

Ce système me dégoûte profondément :

On paye, paye !

J'ai cotisé pour mes assurances, je travaille depuis l'âge de 17 ans, j'ai cotisé également pour tout le reste, et que me reste-t-il ?

La peur de ne pas m'en sortir et de mettre mes proches en difficulté à cause de ma maladie. Cela me

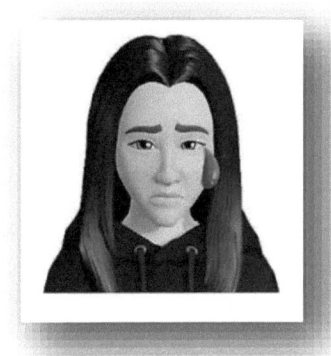

ronge de culpabilité. Je subis la maladie, mais je subis également tous ces deuils et ces désillusions, ce système totalement inadapté à notre pathologie qui réduit considérablement nos vies.

J'ai demandé à ma première oncologue lors de notre premier rendez-vous combien de temps j'allais vivre ?

Bien évidemment, sa réponse a été vague…

Elle nous a répondu : « Personne ne peut prédire ou ne peut prévoir si votre corps va réagir aux traitements de façon positive ou pas, et donc savoir combien de temps ils vont vous maintenir en vie n'est pas possible. Mais il y a de bien meilleurs résultats sur la durée qu'avant. »

En nous précisant tout de même, que ma vie serait désormais accompagnée d'une épée de Damoclès.

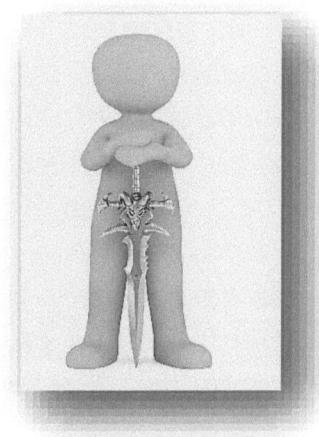

Je me doutais bien qu'elle n'était pas voyante, mais j'espérais des chiffres...
Autant vous dire que vous débrouiller avec ce genre de réponse, ce n'est pas simple.

Mon deuxième oncologue, celui que j'ai actuellement, a été plus scolaire, il nous a donné les chiffres. Personnellement, je préfère les connaître !
Il nous a dit que la moyenne actuelle est de 5 ans de vie avec les traitements disponibles aujourd'hui. Comme c'est une moyenne, il faut comprendre que certains vivent moins, mais que d'autres vivent bien plus, avec des personnes allant jusqu'à 10 ans de vie, voire plus, notamment les personnes qui répondent parfois de nombreuses années avec l'hormonothérapie (réponse métabolique complète sur le même traitement).

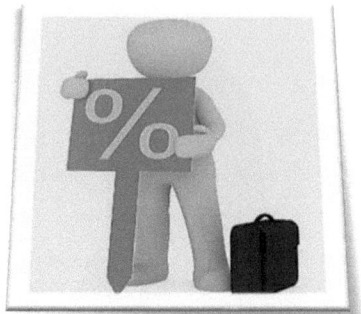

Sur les groupes virtuels auxquels je participe, il y a de nombreuses personnes qui ont des réponses métaboliques complètes depuis plusieurs années grâce aux hormonothérapies et thérapies ciblées. L'oncologue Jean-Loup Mouysset, m'a fait part de son expérience en tant que professionnel. En me confiant, qu'il a de nombreuses patientes qui répondent à ces traitements depuis plusieurs années, avec peu d'effets secondaires. Il souhaite également que je vous donne

de l'espoir concernant les avancées scientifiques et de traitement pour l'avenir.

Bien évidemment, un cas n'est pas un autre. Nous sommes tous différents face à la maladie, aux traitements et face à un mental qui se veut soit résilient, soit combatif, soit dans l'acceptation, soit... Bref..., on est tous différents et c'est « OK » !

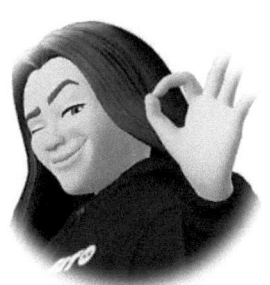

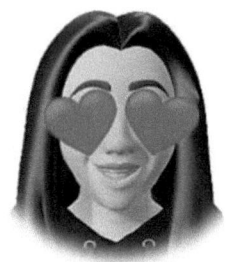

J'ai apprécié l'honnêteté de mon oncologue, de savoir que les statistiques ne sont plus celles d'Internet qui annoncent de 1 à 3 ans. Une moyenne à 5 ans, voire possibilités de plus, c'est déjà plus encourageant que les chiffres trouvés sur le Web !

Je me suis inscrite dans différents groupes virtuels d'entraide, groupes de personnes hommes (même si peu nombreux, il y en a) et femmes ayant un cancer du sein métastatique, et en 19 mois, j'ai vu beaucoup de personnes partir.

Ce genre de groupe nous permet de nombreux échanges positifs, de

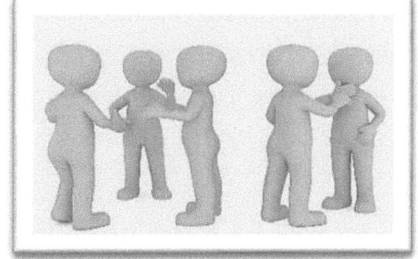

faire des rencontres virtuelles qui nous apportent tellement, tant sur le plan humain que sur les conseils, sur des réponses que l'on cherche parfois.

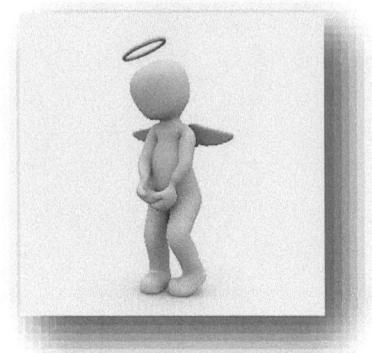

C'est de l'entraide transversale à l'état pur, mais également une ouverture de conscience sur la réalité de la situation.

On va mourir ! (Ce n'est pas l'info du siècle, cela nous arrivera à tous), mais pour nous, la maladie ou les traitements finissent par nous emporter. On s'attache aux personnes des différents groupes d'entraide et on perd nos sœurs et nos frères de combat. C'est douloureux et cela fait peur.

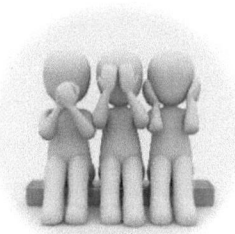

Je vois beaucoup de personnes partir entre 2 ans et 5 ans de traitements, mais je vois également de nombreuses personnes qui sont là avec plus de 7 ans de traitements. Cela nous permet de rester connectés avec la réalité.

Il est urgent de vivre !!!!

Mon parcours n'est pas fini, mais avec le recul de ces quelques mois, je peux vous en parler avec plus de distance.

Ce qui a été le plus difficile pour moi dans cette expérience, ce n'est pas forcément de savoir que j'avais un cancer, c'est le parcours pour le savoir.

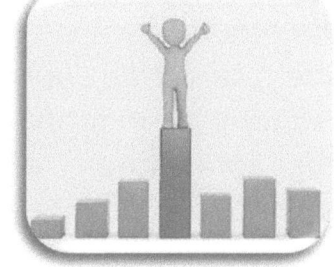

Les montagnes russes qui l'ont accompagné.

Je suis allée au bout des incertitudes lorsqu'il y avait un examen à passer. C'était bien souvent « si je le souhaitais ».

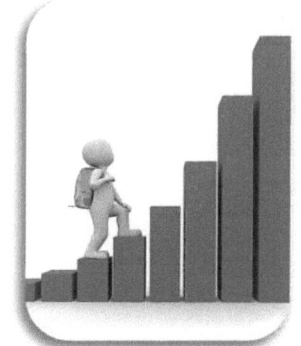

J'y suis allée, je l'ai fait et j'ai bien fait ! Car, si je ne m'étais pas montrée déterminée, on serait tous passés à côté du cancer, puis ensuite du cancer avancé.

Aujourd'hui, il est difficile de se faire soigner, et on nous laisse souvent le choix de faire ou de ne pas faire les examens.

Écoutez-vous ! Si vous ressentez qu'il y a quelque chose qui ne va pas, approfondissez les examens :
- soit vous saurez ce que vous avez
- soit vous serez rassuré.
Dans les 2 cas, ce sera bénéfique.

Interruption de grossesse

Il me tenait à cœur de vous parler d'un traumatisme que j'ai vécu durant ces premiers mois de traitements.

Suite à l'arrêt de l'hormonothérapie, on m'a arrêté les injections de ménopause artificielle. Nous avons pris mon compagnon et moi, rendez-vous chez la généraliste pour avoir des informations sur la vasectomie. Mon compagnon ne voulait pas que je subisse d'autres interventions, et souhaitait donc faire cette démarche pour nous.

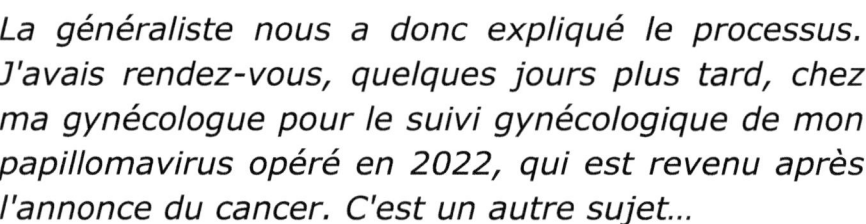

La généraliste nous a donc expliqué le processus. J'avais rendez-vous, quelques jours plus tard, chez ma gynécologue pour le suivi gynécologique de mon papillomavirus opéré en 2022, qui est revenu après l'annonce du cancer. C'est un autre sujet…

Donc nous sommes allés voir la gynécologue, courant octobre 2023. Le but était de faire une demande de vasectomie, car, comme pour toute demande d'opération de stérilisation, il y a un délai de réflexion de 4 mois.

La gynécologue nous dit que ce n'est pas nécessaire de faire une telle opération.

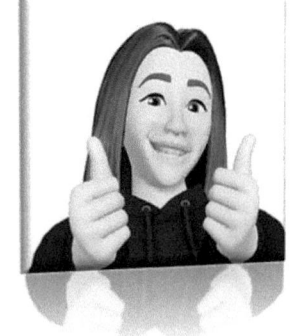

Qu'au vu des traitements que j'ai eus et que j'ai actuellement, il est impossible que je tombe enceinte. Donc nous voilà soulagés d'un problème.
Les semaines passent, j'ai un Tep scan (imagerie) à faire pour voir l'évolution du cancer et vérifier si la chimiothérapie permet de stabiliser la maladie un tant soit peu.

Le temps passe, nous sommes en décembre 2023, depuis plusieurs semaines j'ai de fortes douleurs utérines. J'ai rendez-vous avec l'oncologue, qui nous explique que la maladie continue à avancer doucement.

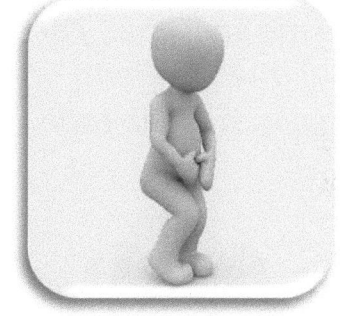

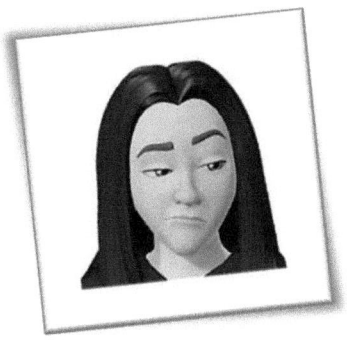

Elle nous explique qu'il y a un flash important sur un ovaire, et qu'il faut donc que je me débrouille pour prendre rendez-vous (ailleurs) afin de faire faire une échographie dans l'intention de voir ce qu'il se passe. Elle me précise qu'il n'y a pas d'urgence.

Nous sortons de ce rendez-vous, je vais directement sur Internet pour essayer de trouver un rendez-vous. J'essaie dans mon département, dans le département voisin et dans celui de mes parents, car ce sont les vacances de fin d'année et nous allons dans 2 jours les retrouver.

Les rendez-vous disponibles ne sont pas avant février.

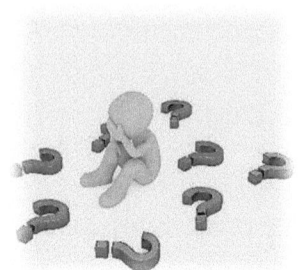

Je continue mes recherches, car je ressens qu'il y a quelque chose qui cloche.

Je me sens mal, j'ai des douleurs qui me rendent vraiment plus mal que d'habitude.

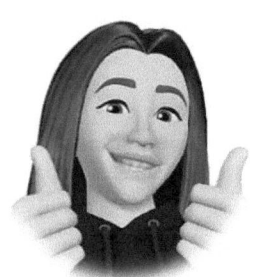

Je réussis à bénéficier d'un désistement le lendemain, chez ma gynécologue. Je suis ravie, ouf ! ! Soulagée de ne pas avoir à attendre jusqu'en février.

Je vais chez ma gynécologue, qui détecte une grosseur et quelque chose qui ressemblerait à un fibrome.

Elle me dit qu'il faut faire une investigation complémentaire par IRM et des prises de sang pour voir si j'ai des marqueurs sanguins de cancer des ovaires. (Ces derniers sont revenus négatifs).

Qui dit fêtes de fin d'année, dit congés…

Ce qui est normal bien sûr, mais de ce fait, ma gynécologue a dû appeler plusieurs hôpitaux pour obtenir une IRM en urgence, y compris l'hôpital de cancérologie, sans aucune réponse.

J'ai dû attendre la fin de semaine suivante pour être convoquée le mardi suivant.
Je vais donc passer mon IRM, on me met un premier produit de contraste sous intraveineuse, on commence les images.

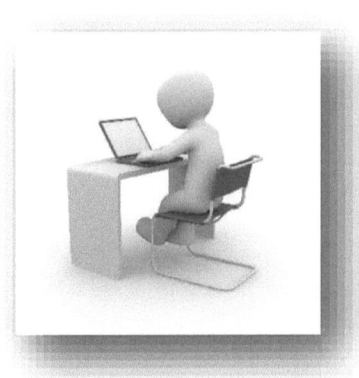

Les manipulateurs en imagerie arrêtent la machine (avec moi dedans, génial, moi qui ne suis pas à l'aise dans les endroits fermés, chaque minute devient une éternité), un infirmier vient me voir et me dit : « Est-ce que c'est possible que vous soyez enceinte ? »

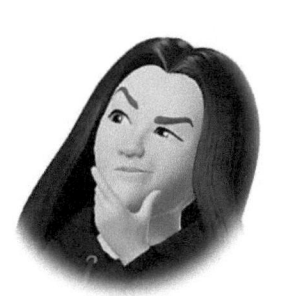

Moi : « Hein ? Bah non, normalement non, on m'a dit que ce n'était pas possible ? »
L'infirmier me dit : « on suspecte une grossesse, et nous avons interdiction de vous injecter le deuxième produit si vous êtes enceinte. Donc attendez, je vais voir le médecin ! ».

Bah oui, j'attends. Que puis-je faire d'autre ? Je suis enfermée et attachée à cette fichue machine. Je l'ai détesté de me laisser enfermée.

Le médecin rentre dans la pièce, j'essaie tant bien que mal de pencher ma tête vers le haut pour essayer de le regarder.

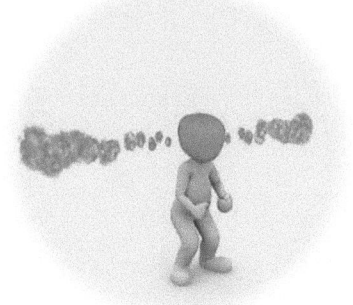

Il me dit : « il faut que je contacte votre gynécologue, pour que l'on puisse prendre une décision sur la suite de l'examen ». Et il s'en va.

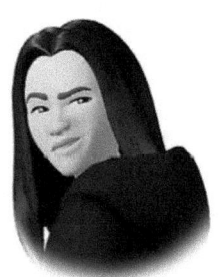

On me laisse à nouveau dans cette fichue machine (si c'est une mauvaise blague, ça ne m'amuse pas du tout, l'air commence à me manquer).

Quelques minutes s'écoulent, j'ai l'impression d'être restée des heures, enchaînée dans cette fichue machine.

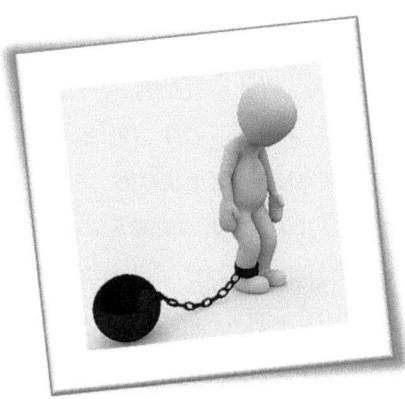

Ils me font sortir, en me disant : « Nous sommes désolés, nous n'avons pas le droit de terminer votre examen, nous

devons avant vérifier que vous n'êtes pas enceinte. » Nous vous donnons rendez-vous la semaine prochaine pour terminer l'examen et, en attendant, vous devez faire une prise de sang pour vérifier vos HCG (marqueurs de grossesse).
Si elle est positive, il vous faudra annuler votre IRM et prendre rendez-vous avec votre gynécologue.

Je rejoins mon compagnon en salle d'attente, je suis décontenancée. Je suis complètement déboussolée. J'avais besoin de réponses, et je suis ressortie avec des questions supplémentaires en suspens. Les mots me manquent, heureuse de 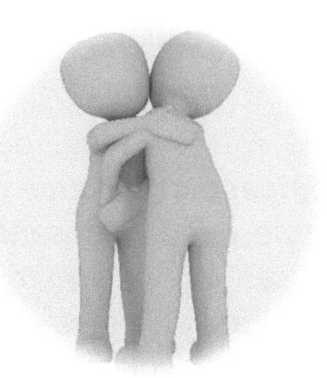 respirer l'air extérieur et de retrouver les bras de mon compagnon. J'ai détesté ce moment d'enfermement.

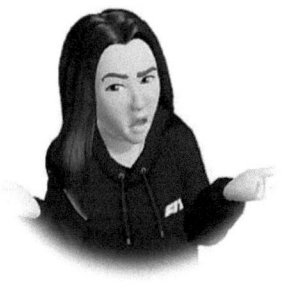 On cherche le laboratoire d'analyses biologiques le plus proche. Je vais de ce pas faire cette analyse de sang, en me disant : « Ce n'est pas possible, la vie ne peut pas s'acharner autant, c'est impossible, m'a-t-on dit ! »

Le lendemain, mercredi, je reçois les analyses qui sont positives, a priori, environ 6 à 8 semaines de grossesse.

Le sol s'effondre autour de nous. Pourquoi l'impossible est possible chez moi, pourquoi la vie s'accroche à moi, alors que je prends des traitements qui la détruisent. Je ne comprends pas, on ne comprend pas.

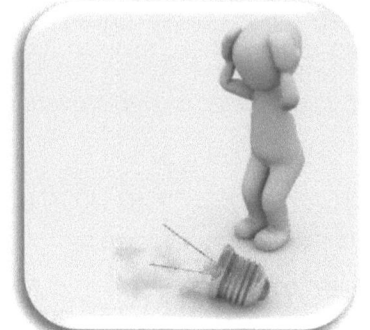

Une fois de plus, pour mon compagnon, aucune question ne se pose, ma santé prime sur tout le reste. Mon cancer est hormono-dépendant, cela ferait flamber mon cancer, et les traitements seraient de toute façon toxiques pour le bébé.

Pour ma part, j'ai eu beaucoup de mal à intégrer la situation, à l'accepter et à mener la suite.

Enlever la vie à un être qui est en moi, c'est vraiment quelque chose que je ne pensais pas vivre.

Le mercredi, ma gynécologue est en congé. J'ai dû attendre le jeudi pour connaître la suite.

Elle m'a convoquée à l'hôpital le vendredi. Elle avait eu mon oncologue au téléphone, et ils avaient pris la décision des suites.

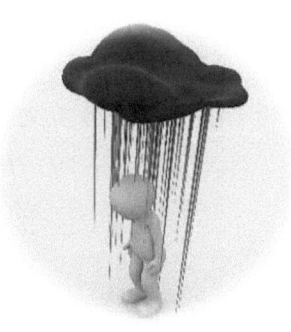

Normalement, il y a des délais à respecter pour faire une interruption « volontaire » de grossesse (je mets volontaire entre guillemets, car vous comprenez bien qu'il n'est absolument pas question d'être volontaire dans la décision de cette situation : nous n'avons pas le choix, on nous a imposé l'IVG en expliquant que c'était une nécessité de santé).

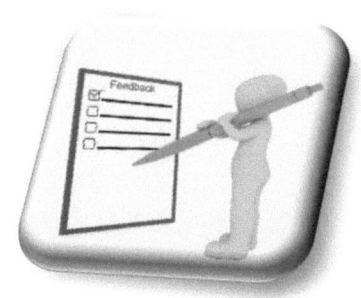

Au vu de mon état de santé, ils pouvaient faire exception aux règles de délais.

J'ai donc passé une échographie, j'ai essayé de ne pas regarder, le bébé vivait et se développait normalement malgré tout. Ma gynécologue a pris le soin de ne pas mettre le son, pour que l'on n'entende pas son cœur battre. Mais lorsque mes yeux se sont détournés du mur, j'ai vu...

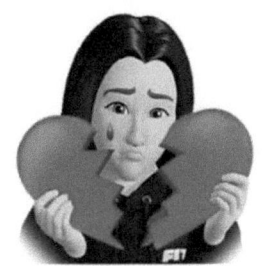

Elle nous a annoncé qu'il fallait avorter, pour ma santé et pour l'évolution du fœtus, ce n'était pas possible de faire autrement.

Elle nous a demandé de patienter dans une autre salle et d'attendre une infirmière qui allait tout nous expliquer. Elle nous a demandé de signer des papiers auto-

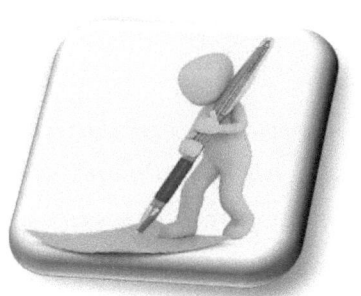

risant cette démarche et le protocole (on signe, mais a-t-on vraiment le choix de la situation ?).

On nous expose le protocole d'IVG par médicament : L'interruption volontaire de grossesse médicamenteuse consiste à prendre 2 médicaments à 24/48 heures d'intervalle. Ils peuvent être pris au domicile ou sur le lieu d'exercice du professionnel de santé. Cette méthode est possible jusqu'à 7 semaines de grossesse.

On nous indique qu'il serait mieux que je vienne à l'hôpital, au vu de mon état de santé. Mais il fallait que je sache que l'endroit dans lequel ça se passerait est la maternité. Ce qui implique d'être avec les mamans et d'entendre les bébés qui viennent de naître.

Je suis très heureuse pour toutes ces mamans, mais il est impossible psychologiquement

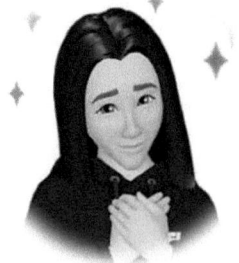

pour moi d'être dans ce service. Je demande donc de pouvoir effectuer cette IVG chez moi.

On me donne des cachets à prendre les lundi et mercredi qui suivent. On me prescrit des antidouleurs, et on me donne un rendez-vous la semaine suivante pour une échographie de contrôle.

On nous propose également un soutien psychologique. Je suis déjà suivie par une thérapeute en qui j'ai confiance, donc je préfère faire ce suivi à ses côtés. Mon compagnon préfère être soutenu par ses proches.

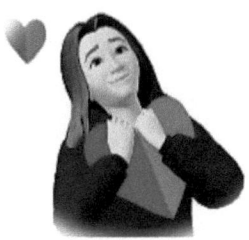

Je vous conseille vraiment d'être accompagné dans ces démarches.

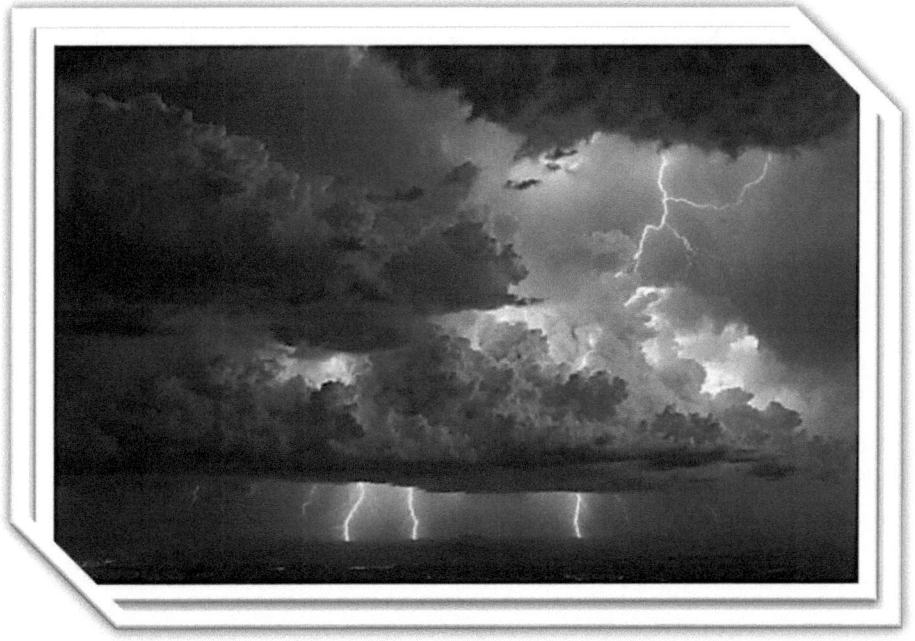

Autant vous dire que le week-end qui a suivi fut rempli de larmes, de colère, de tristesse, d'une multitude d'incompréhensions face aux différents professionnels que j'ai vus tout au long de ce processus et qui ont fait des erreurs, des oublis, donné de mauvais conseils, qui ont provoqué chez moi un traumatisme qui restera gravé.

L'erreur est humaine, j'en suis consciente, j'en ai fait des tas au cours de ma vie. Je suis prête à pardonner à une seule condition. C'est que mon expérience puisse servir aux personnes qui seront suivies ensuite.

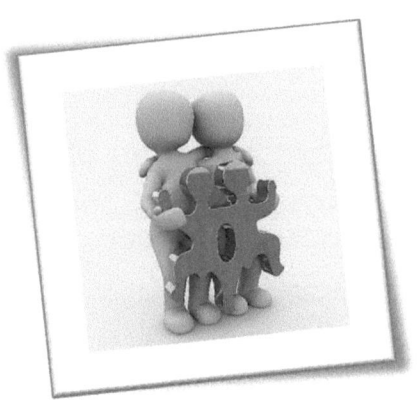

Que personne ne puisse subir à nouveau ce manquement professionnel.

Quels que soient votre maladie, vos traitements, si vous n'êtes pas ménopausée, prenez une contraception ou faites-vous opérer. Ne croyez en rien qu'il soit impossible de tomber enceinte, la preuve étant !

Heureusement, je n'ai pas écouté mon oncologue. Elle qui m'avait dit qu'il n'y avait pas d'urgence à faire cette échographie. Si j'avais attendu le

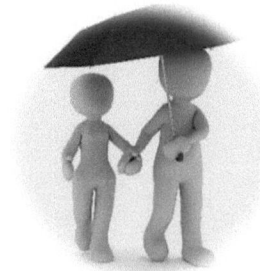

mois de février, j'aurais été à 3 mois et demi de grossesse et je n'aurais pas pu faire d'IVG. Cette situation a été dévastatrice pour mon compagnon et moi. Tellement de larmes ont coulé, de douleurs physiques et mentales !

Je ne le souhaite à personne, et c'est pourquoi je veux 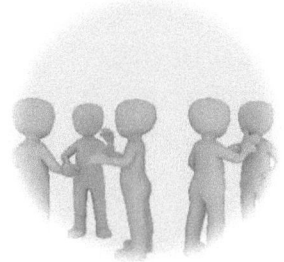 que ce soit écrit aujourd'hui. C'est pour qu'il y ait une vraie prise de conscience à ce sujet, afin que vous, professionnels, vous malades, vous accompagnants, ne vous retrouviez pas dans cette situation traumatisante.

Lundi arrive, c'est avec la boule au ventre que je prends les premiers cachets.

Mifépristone, qui est un médicament d'action. Chez la femme, à des doses supérieures ou égales à 1 mg/kg, la Mifépristone antagonise les effets de la progestérone. Au cours du premier trimestre de grossesse, elle permet la dilatation et l'ouverture du col utérin.
Ce médicament prépare donc le corps à expulser le fœtus.

Je le prends accompagnée de ma thérapeute en séance Visio depuis la maison. J'avais besoin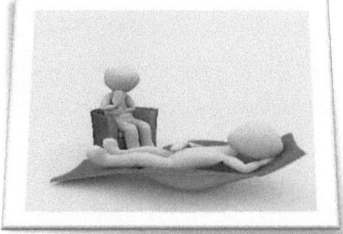

qu'elle soit là, qu'elle m'assiste dans cette démarche qui va à l'encontre de mes convictions.
Globalement, à part des nausées et un grand mal-être psychologique, je n'ai pas eu de symptômes intenses.

Le mercredi arrive, je prends le Misoprostol.

Le Misoprostol a pour but d'augmenter les contractions utérines pour expulser le fœtus. (C'est très glauque de se dire « qu'il » va finir aux toilettes, pour moi, c'est horrible comme image).

La première heure, rien ne se passe. Je ne comprends pas …

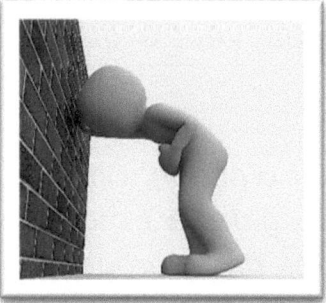

Puis je me mets à vomir et à me vider aux toilettes. Les contractions arrivent et je commence à fortement souffrir. La douleur me fait vomir encore et encore.

Puis je ressens la sensation, d'un coup, de quelque chose qui coule de façon abondante.
J'avais l'impression de me « faire pipi dessus », tellement c'était abondant.
C'était du sang, et ça a duré aussi intensément plusieurs

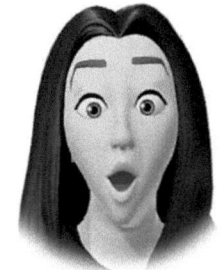

jours. Des heures durant lesquelles il ne se passait rien, et d'un coup des écoulements très abondants, au point que j'ai dû mettre des couches pour adultes (pas très glamour toutes ces explications, mais je ne m'attendais pas à tout cela).

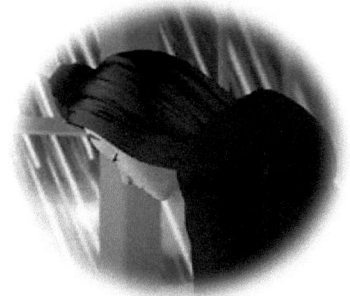

Chaque corps est distinct, et mes traitements de chimiothérapie engendrent peut-être certaines caractéristiques, je ne sais pas, mais pour ma part, ça a été compliqué plusieurs jours au niveau des douleurs, et plusieurs mois psychologiquement.

Je n'oublierai pas !

Ça reste gravé.

(Notre chère Citana : Une étoile dans le ciel) ★

Les jours passent, j'ai rendez-vous le mardi qui suit pour l'échographie de contrôle.

Et là... Oui, encore et encore, je rentre dans les cases des pourcentages de l'impossible ! Les cachets n'ont pas fait leur job suffisamment, je dois me faire opérer. Le processus d'interruption de grossesse n'est pas terminé.

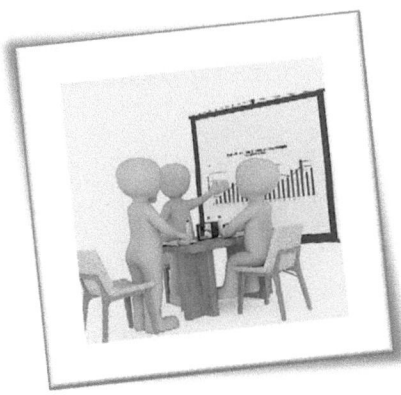

Et là, une fois de plus, je ne comprends pas ce qu'il se passe. Pourquoi ? J'ai pris le traitement comme il faut, j'ai dû supporter plusieurs jours de contractions, des saignements, des vomissements, comment est-ce possible ?

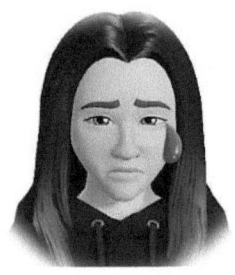

J'ai subi les douleurs d'une interruption de grossesse pour rien ?

Je suis dépitée, en colère, je ne comprends pas pourquoi la vie s'acharne autant, et en même temps pourquoi la vie s'agrippe tant à mon corps malade.
Une amie m'a dit : « Tu te rends compte Angie, malgré tout ce que ton corps traverse, la vie s'accroche à toi, tu es porteuse de vie. » C'était joliment dit, et rempli de poésie comme idée. Même si, je n'ai pas choisi cette situation.

J'avais fait le nécessaire pour que cela ne risque pas d'arriver. Et comme pour tout, je rentre dans la catégorie des résultats statistiquement impossibles.

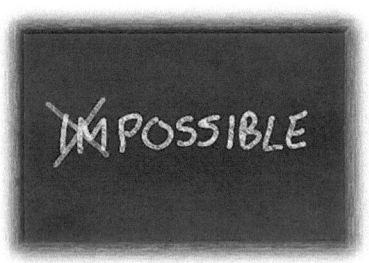

Je ne peux qu'accepter la situation, car elle est là, il faut que je la traverse.

Donc j'écoute les directives de ma gynécologue. Je dois patienter quelques heures pour aller voir directement l'anesthésiste, car je me fais opérer dans 3 jours.

J'explique tout à mon compagnon par texto, car il est au travail. Il viendra me chercher après son travail. Si nous avions su ce qu'il allait se passer, je ne doute pas une seule seconde qu'il m'aurait accompagnée.

Durant ces trois jours d'attente, bien évidemment, la colère de cette succession d'épreuves ne peut qu'être omniprésente. Mais je décide de travailler sur l'acceptation de mes épreuves et de me dire : « OK, ça t'arrive, ce n'est pas juste, et cela n'aurait pas dû arriver.

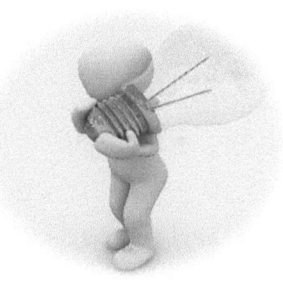

Donc que peux-tu faire pour que cela puisse se transformer en quelque chose de positif ? »

J'ai décidé qu'après l'opération, j'irai parler à ma gynécologue et à mon oncologue, leur expliquer que beaucoup d'oublis et d'erreurs ont été commis, que je souhaite leur exprimer mes ressentis, non pas pour les accuser ou les mettre à mal, car j'ai conscience que l'on fait tous des erreurs, mais que je veux que ma situation soit utile, qu'elle serve d'apprentissage, pour que personne d'autre ne puisse vivre cette expérience. Je le leur ai exprimé de vive voix, en espérant avoir été entendue.

Cela m'a également motivée à écrire ce livre, car je souhaite de tout cœur que mes expériences, aussi négatives qu'elles aient pu être pour mon compagnon et moi, puissent être utiles à améliorer un système surchargé de travail qui passe à côté d'éléments qui peuvent devenir traumatisants.

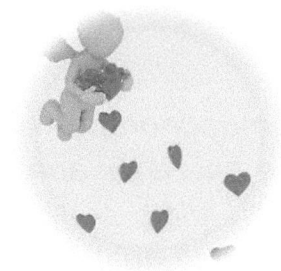

J'ai beaucoup mieux vécu l'opération que l'IVG médicamenteuse.
Car être endormie et ne pas agir moi-même pour ôter la vie, que ce soit une autre personne qui le fasse, est un cheminement psychologique qui fut moins difficile à vivre, en ce qui me concerne.
Peut-être, était-ce parce que j'avais déjà franchi beaucoup d'étapes dans mes émotions.
Mais aussi, car j'avais vraiment besoin d'aller de l'avant, que ce soit une épreuve définitivement terminée, en tout cas, physiquement parlant.

Ma gynécologue a profité de cette opération pour placer un stérilet au cuivre (donc sans hormone).

J'ai eu des saignements de type règles et des douleurs utérines pendant les 20 jours qui ont suivi. J'ai ensuite eu 3 jours sans règles, puis à nouveau 7 jours de règles. Depuis, j'ai environ 18 jours de règles par mois, ce qui n'est franchement pas des plus agréables, mais bon… je suis protégée… normalement !

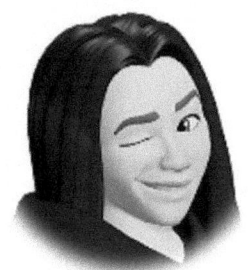

L'avortement est une histoire qui reste gravée à vie. Je pense à cet enfant que j'ai porté, et je sais qu'il n'est pas très loin, il est une partie de notre amour, mais sa vie était impossible.

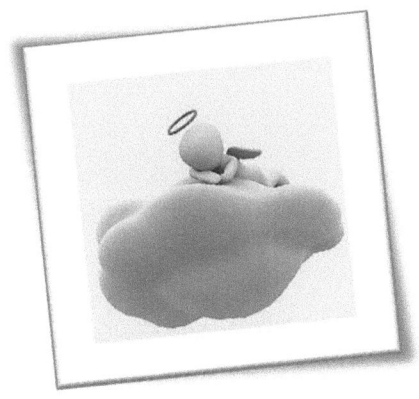

Ce geste est loin d'être juste une formalité, c'est une épreuve qui touche, qui casse, qui traumatise. Je regretterai toute ma vie d'avoir dû procéder à cet acte.

La douleur de la perte, de l'abandon sera toujours présente, mais je suis convaincue que c'était un choix imposé, certes, mais obligatoire à faire, pour la santé de ce bébé, son développement, car le cancer et les chimiothérapies, auraient été dévastateurs.

Je suis soulagée que l'on nous ait imposé ce choix, car j'aurais été incapable de prendre cette décision. Merci au corps médical !

Ne minimisez pas le pouvoir de la vie, même si vous êtes malade !

Pour vous protéger (physiquement et mentalement), anticipez l'impossible, pour qu'il le reste réellement.
Je vous souhaite à tous de ne pas vivre cette épreuve. Je vous recommande vivement de prendre une contraception non hormonale ou de vous faire opérer pour être stérile.

Pour Finir,
N'oubliez pas, il est urgent de prendre le temps de vivre !

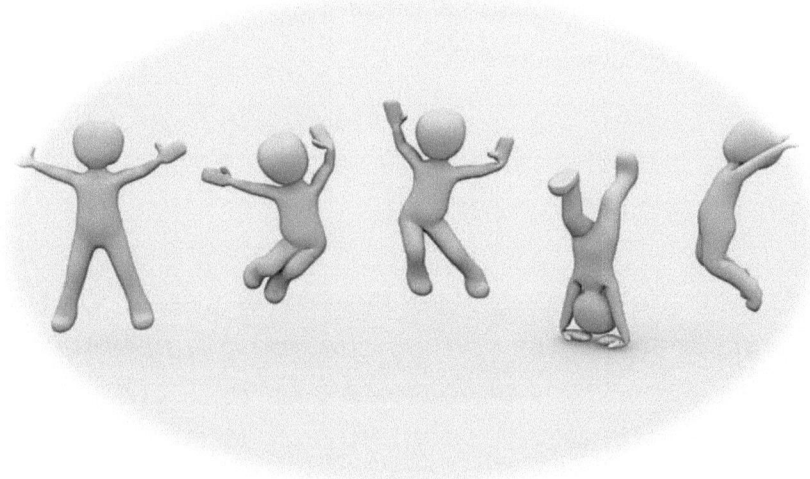

Être atteint d'un cancer métastatique, c'est accepter que nous ne puissions pas guérir. Il va falloir apprendre à cohabiter, à vivre avec elle.

Vous vivrez chaque jour en vous demandant combien de temps vous allez être en période de réponse métabolique, combien de temps avant la prochaine reprise du cancer, combien de temps il reste à vivre. Ces questions persistent et sont omniprésentes dans ce quotidien de maladie à vie.

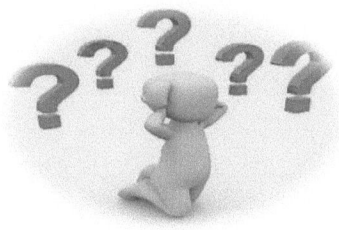

Des périodes d'espoirs, des périodes d'incertitudes, où chaque instant comptera 100 fois plus qu'avant le diagnostic.

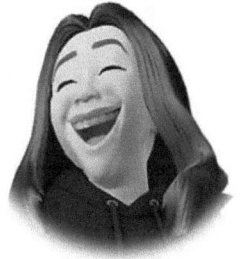

Continuez à rire, à partager, à essayer de faire le maximum de choses qui vous apportent du positif. Essayez de revoir vos priorités, vos besoins, vos envies.

Il y a une grande période de deuil de vie à traverser. Souvent, une fatigue chronique s'invite également au voyage. On peut être comme tétanisé(e) par la moindre action.

Puis doucement, on se rend compte qu'on est toujours en vie, même si notre corps et notre énergie ne nous permettent plus d'être la personne d'avant. On est toujours là.

Il faut du temps pour comprendre et appréhender

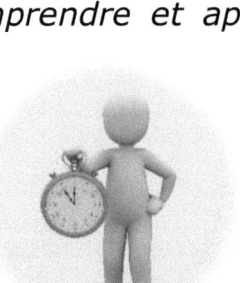

tout ce que l'on nous dit et ce qu'il se passe, puis vient le temps de l'acceptation.
Il est indispensable pour la suite. Il faut comprendre et accepter que l'on est malade, que l''on ne guérira pas, et que les traitements nous permettront uniquement de gagner du temps de vie.

Une fois que l'on a compris et accepté, il faut profiter, vivre pleinement chaque jour comme s'il comptait double, voire triple.

Il faut se donner des raisons d'avancer, chaque jour l'un après l'autre. Avoir des projets à court terme plutôt qu'à long terme, car il n'est plus question de longueur, mais d'intensité.

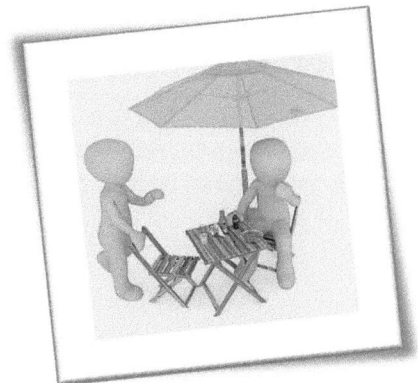

Il est urgent de vivre le moment présent, de le 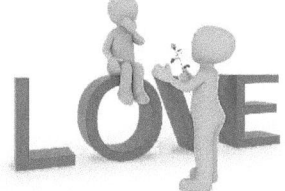 savourer, et de profiter au mieux de ce que votre corps peut vivre.

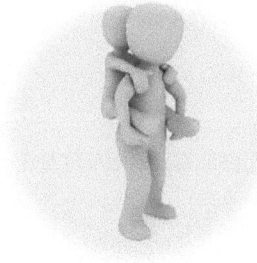

N'oubliez pas votre mental, car c'est lui qui vous permettra d'encaisser les étapes.

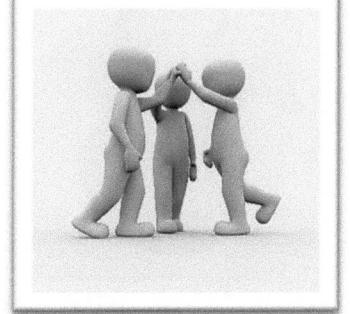

Profitez de la vie, de vos proches, vivez, aimez, riez, partagez.

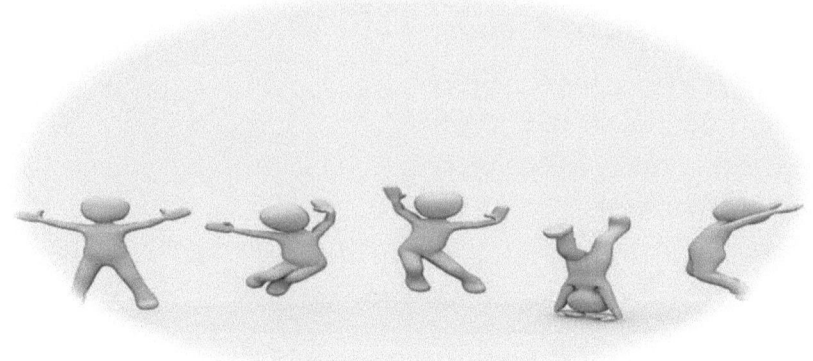

Je vous souhaite une cohabitation avec le cancer la plus longue et sereine qu'il puisse être possible.

Prenez tous soin de vous, et soin les uns des autres.

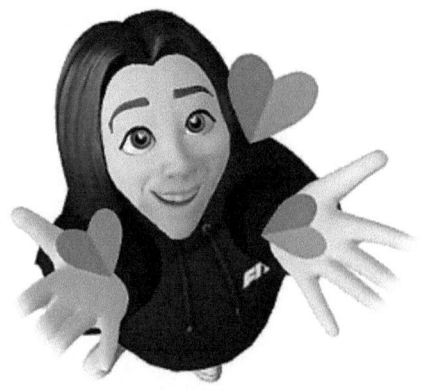

*Affectueusement,
Angie accompagnée de Citana.*

Chapitre 7

Guide autour de la maladie

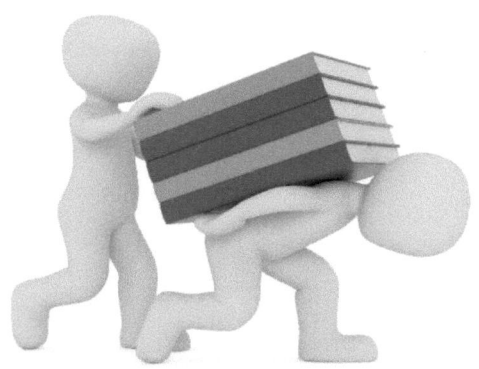

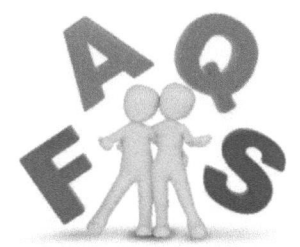

Soins esthétiques

Il existe différents types de traitements : chimiothérapie, radiothérapie, thérapie ciblée, et tous n'ont pas nécessairement les mêmes effets secondaires, mais une personne en cours de traitement peut être confrontée à quelques dommages collatéraux sur le derme.

Il peut y avoir 4 régions qui sont souvent touchées : la peau, les cheveux et les poils, puis les ongles.

Peau très sèche, démangeaisons, rougeurs, picotements, enflure, irritation, éruptions ; perte des cheveux et des poils ; jaunissement ou noircissement des ongles, fragilisation, stries et séparation du lit de l'ongle peuvent faire partie du lot.

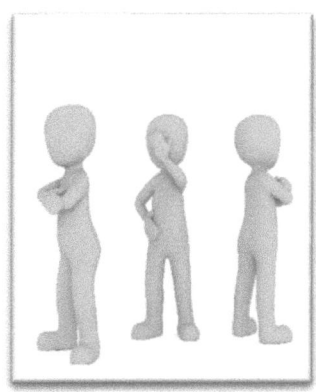

Routine pour la peau

Cela peut paraître étonnant, mais le mieux est d'utiliser le moins de produits possible. Il ne faut pas « surnettoyer ».

Nettoyer sa peau une fois par jour, pour ne pas la stimuler, mais la calmer, et éviter d'éradiquer les bonnes bactéries. Hydrater le matin et le soir, avec une crème ou une huile, la plus naturelle possible. Un tonique ou une eau micellaire peuvent être utilisés le matin pour les peaux un peu plus grasses. C'est tout. On évite l'eau chaude, il est préférable de se laver avec une eau tiède.

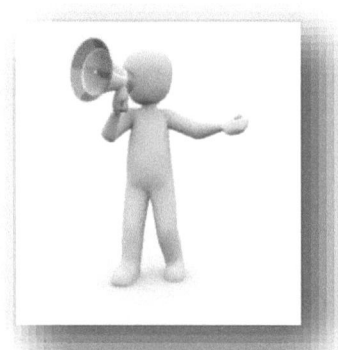

L'indispensable : La protection solaire !!

Cette étape est l'une des plus importantes d'autant plus que certains types de traitements sont photosensibles, rendant donc la peau plus réactive au soleil. Donc on sélectionne un indice 50 contre les UVA et UVB, au quotidien, plusieurs fois par jour.

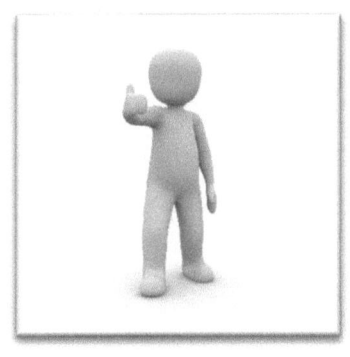
Et surtout, pas de parfum ! On essaie de choisir des formules neutres. Sans parabènes ni colorants, les plus naturelles possibles. Petite mise en garde pour les huiles essentielles. Elles sont certes naturelles, mais certaines sont photo-sensibilisantes.

Vous pouvez bien sûr continuer à vous maquiller. Si c'est important pour vous et que cela contribue à votre bien-être, c'est même plus que recommandé. Faites-vous plaisir, mais toujours avec des produits les plus naturels possibles, pour éviter les allergies, ou autres effets secondaires.

Petite astuce pour ceux qui auraient perdu leurs cils ou sourcils : le Bimatoprost est un produit sous prescription favorisant la repousse et le volume des cils et des sourcils.

L'huile de ricin est également un super produit pour la pousse et la repousse.

N'hésitez pas à demander conseil auprès de votre hôpital de suivi ou à votre oncologue.

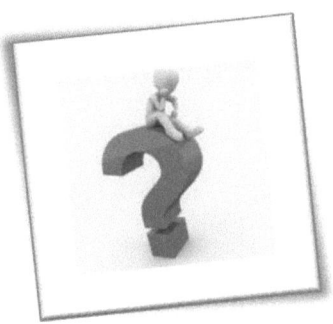

Les cheveux

Si les traitements n'ont pas provoqué de chute, ou durant la repousse, il est important de ne pas affaiblir le cheveu avec trop de produits.

Lavez-vous les cheveux une à deux fois par semaine, mais essayez de ne pas les laver trop. Utilisez des shampoings doux, pour cheveux sensibles (personnellement, j'utilise un shampoing à l'huile de ricin). Évitez les shampoings pour bébés, ils graissent les cheveux.

Coiffez vos cheveux avec une brosse douce. Évitez les sources de chaleur au maximum, les défrisages, les teintures, les balayages et les permanentes.

Je sais que cela est compliqué surtout lorsque les cheveux blancs arrivent, demandez conseil à votre coiffeur et oncologue. J'ai pris contact avec une coiffeuse qui est spécialisée en teinture et/ou soin henné, et cela redonne du volume, de la couleur sur les cheveux blancs, bref, un soin multifonction, mais c'est certain qu'il ne pourra pas vous faire passer du brun au blond. Je pense que l'essentiel avec cette maladie, c'est surtout de préserver un peu tout au mieux. Tant pis pour le changement de look. C'est déjà super positif si on a encore nos cheveux, non ?

Les 6 premiers mois de repousse, il faut éviter tous traitements susceptibles d'abîmer les cheveux.

Pour ne pas assécher le cuir chevelu, les mêmes astuces que pour la peau s'appliquent. Et oui, jusqu'à la protection solaire ! C'est une partie du corps qui ne voit habituellement pas le soleil directement, il est donc crucial de la préserver du soleil si vous avez subi la chute des cheveux. On peut également enfiler un chapeau, un bandeau ou un foulard.

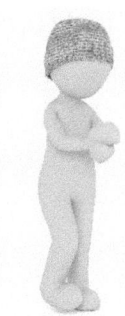

Chute des cheveux :

Par choix ou par expérience personnelle, certaines assumeront totalement ou ne supporteront pas le côté synthétique d'une perruque. D'autres ne pourront pas se passer de perruque.

Chacun doit écouter ses ressentis, et ses besoins.

Pour celles qui le souhaitent, vous pourrez trouver une large gamme de perruques dans des magasins spécialisés. Ces derniers, qui s'apparentent à des salons, offrent une large palette de services complémentaires.

Vous pourrez aussi vous procurer une perruque en pharmacie.

La vente à distance sans essayage est réservée aux seules situations de renouvellement.

A noter pour les personnes qui ne peuvent se déplacer : certains instituts proposent la vente de perruques à domicile ou en milieu hospitalier.

Type de prothèse capillaire	Prix de vente limite au public	Montant maximum remboursé par l'Assurance maladie obligatoire	Reste à charge avant assurance complémentaire**
Perruque totale de classe 1 + un accessoire textile*	350 euros TTC	350 euros TTC	Aucun
Perruque totale de classe 2+ un accessoire textile*	700 euros TTC	250 euros TTC	Entre 0 et 450 euros selon le prix de la perruque choisie

Perruque partielle + un accessoire textile*	125 euros TTC	125 euros TTC	Aucun
Accessoires vendus par un professionnel spécialisé : - textile : turban, foulard, bonnet, … ; - couronnes capillaires : couronne de cheveux ou tour de tête capillaire ; - textiles intégrant des fibres capillaires ; - autres accessoires capillaires : franges à positionner sur le front, mèche à positionner au niveau de la nuque.	40 euros TTC (Pour 3 accessoires)	20 euros TTC (Pour 3 accessoires)	Entre 0 et 20 euros selon les accessoires choisis. À noter : Si vous ne prenez pas de prothèse capillaire, la prise en charge porte sur un maximum de trois accessoires dont au moins un accessoire textile.
Kit de deux bonnets capillaires	250 euros TTC	250 euros TTC	Aucun

(*) : La prise en charge d'une prothèse capillaire totale ou partielle s'accompagne et comprend systématiquement la prise en charge d'un accessoire textile.

(**) : Un complément peut vous être remboursé par votre mutuelle dont le montant varie selon le contrat souscrit.

Il est parfois difficile de financer sa perruque.

Aussi, pour demander conseil, n'hésitez pas à vous adresser au personnel soignant (les infirmières, infirmiers et/ou assistantes sociales). Ils connaissent souvent les différentes possibilités d'aides ou de prêts. Ils peuvent aussi vous aider à identifier les vendeurs proposant des perruques intégralement remboursées par la Sécurité sociale.

Par ailleurs, les services hospitaliers disposent parfois de perruques ou d'accessoires donnés par d'anciens patients, et certaines associations de patients offrent aussi des aides financières ou redistribuent des perruques. Enfin, des échanges de perruques sont organisés entre patients, sur les forums de sites web dédiés au cancer.

La Ligue contre le cancer : www.ligue-cancer.net

Les Essentielles : www.essentielles.net

Les Impatientes : www.lesimpatientes.com

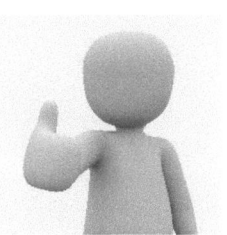

N'hésitez pas à consulter les informations en détail sur le site e-cancer.fr

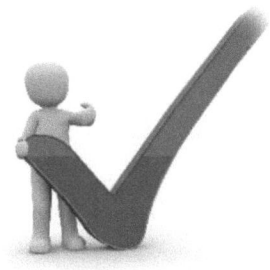

Les ongles

Pour ce qui est des ongles, la crème et surtout l'huile à cuticules sont de super alliées. Il serait conseillé de porter des gants et des bas préalablement refroidis pendant les séances de chimio. Comme le casque refroidissant pour les cheveux. Il permet de minimiser les effets secondaires.

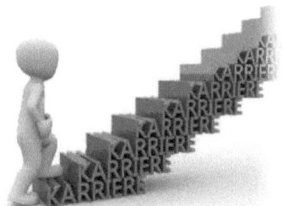

Arrêt de travail, retraite pour inaptitude, invalidité

Fonctionnaires

En arrêt maladie, la prise en charge de mes arrêts relève de mon employeur.

Les volets 2 et 3 de mon arrêt maladie doivent être envoyés à mon administration sous 48 h. Je conserve le 1er volet.

Il existe différents congés statutaires auxquels je peux avoir accès :

CMO Congé de Maladie Ordinaire
Congés maladie pouvant aller jusqu'à 12 mois consécutifs. Payés 3 mois à taux plein et 9 mois à demi-traitement.
La demande doit être faite, avec l'appui d'un certificat médical, ensuite l'avis d'un comité médical est sollicité pour la prolongation à l'issue de 6 mois d'arrêts consécutifs, pour la reprise à l'expiration des 12 mois consécutifs d'arrêts ou pour la transformation de la nature du congé ou pour une mise en disponibilité.

CLM Congé de Longue Maladie

Si je suis atteint d'une affection de caractère invalidant, et de gravité confirmée qui nécessite des soins prolongés, je peux-bénéficier d'un congé longue maladie. Je reste titulaire de mon poste et conserve mes droits d'avancement et de retraite.

La demande doit être faite avec une lettre sollicitant un CLM, accompagnée d'un certificat médical prescrivant le congé pour une durée de 3 ou 6 mois, ainsi qu'un certificat médical détaillé sous pli confidentiel cacheté, destiné au Comité médical départemental.

Une reprise minimum d'un an est exigée pour l'attribution d'un nouveau CLM.

CLD Congé de Longue Durée

Si je suis atteinte de tuberculose, maladie mentale, affection cancéreuse, poliomyélite ou déficit immunitaire grave et acquis, je peux bénéficier d'un congé de longue durée pour une période de 5 ans maximum dans ma carrière par affection (8 ans en cas de maladie professionnelle).

La première année est assimilée à une année de CLM à plein traitement. À l'issue de cette année, je peux, sur demande écrite, être placée soit en CLM, soit en CLD. Ce choix est irrévocable.

Les droits à l'avancement et à la retraite sont maintenus, mais l'administration peut disposer du poste.

La demande doit comporter une lettre sollicitant un CLD, accompagnée d'un certificat médical prescrivant le congé pour une durée de 3 ou 6 mois, ainsi qu'un certificat médical détaillé sous pli confidentiel cacheté, destiné au Comité médical départemental.

Résumé en tableau

Nature du congé	Durée maximum	Indemnisation
Congé de Maladie Ordinaire CMO	1 an	3 mois plein traitement 9 mois demi traitement
Congé de Longue Maladie CLM	3 ans	1 an plein traitement 2 ans demi traitement
Congé de Longue Durée CLD	5 ans	3 ans plein traitement 2 ans demi traitement

Observation :

N'hésitez pas à prendre contact avec votre prévoyance santé, si vous en avez une. Les agents pourront certainement compléter votre salaire à hauteur de votre contrat lorsque vous passez en demi traitement. Attention !

Lorsque l'indemnisation parle de plein traitement ou demi traitement, c'est sur la base de votre traitement brut de base (les primes ne sont pas prises en compte sauf si votre contrat prévoyance le prévoit).

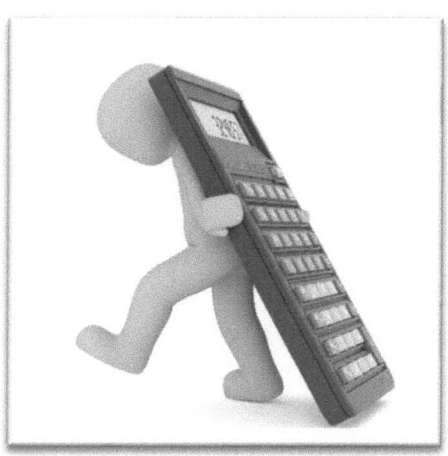

Pour plus d'informations, n'hésitez pas à contacter votre administration et votre CDG.

Agent du Privé

Source Ameli.fr

* Quelle que soit la durée de l'arrêt de travail que votre médecin vous a prescrit, vous avez 48 heures pour transmettre l'avis d'arrêt de travail à votre caisse primaire d'assurance maladie et à votre employeur. Au terme de l'arrêt de travail, des visites médicales peuvent être prévues pour préparer au mieux la reprise de votre activité.

En cas d'ALD, les Indemnités journalières pourront être versées pour une durée maximale de 3 ans (360 jours d'indemnités).

Fonctionnement :

<u>Votre médecin a établi la prescription d'arrêt de travail sur un formulaire papier.</u>

Vous devez alors obligatoirement : adresser les volets 1 et 2 du formulaire à CPAM, adresser le volet 3 du formulaire à votre employeur.

Vous avez 48 heures pour effectuer ces démarches. Ce délai reste le même quelle que soit la durée de l'arrêt de travail prescrit.

À réception de votre arrêt de travail, votre employeur vous transmettra une attestation de salaire qui servira au paiement des indemnités journalières. Si vous avez plusieurs employeurs, chacun devra établir une attestation de salaire.

Votre médecin a établi la prescription d'arrêt de travail en ligne.

Une grande partie des données qui vont permettre d'étudier votre dossier sont dans ce cas transmises automatiquement à la caisse primaire d'assurance maladie et au service médical.

Vous devez quand même obligatoirement adresser à votre employeur l'exemplaire imprimé remis par le médecin, dans un délai de 48 heures suivant la date de votre arrêt de travail. Ce délai reste le même quelle que soit la durée de l'arrêt de travail prescrit.

À réception de votre arrêt de travail, votre employeur vous transmettra une attestation de salaire qui servira au paiement des indemnités journalières.

Si vous avez plusieurs employeurs, chacun devra établir une attestation de salaire.

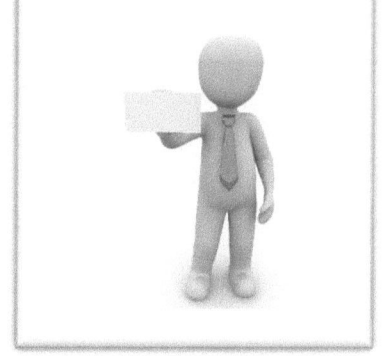

Comment sont calculées les indemnités journalières ?

Les indemnités journalières, vous seront versées par l'Assurance Maladie pour compenser votre salaire pendant l'arrêt de travail.

Sous certaines conditions, vous pouvez percevoir des indemnités journalières après un délai de carence de 3 jours. Elles sont calculées à partir de vos salaires bruts et versées après traitement de votre dossier par votre caisse primaire d'assurance maladie, puis tous les 14 jours en moyenne.

À noter : vos relevés d'indemnités journalières valident également vos droits à la retraite. Conservez-les sans limitation de durée, comme vos bulletins de salaire.

En fonction de la durée de votre arrêt maladie, les conditions pour être indemnisé sont différentes.

Si votre arrêt de travail est inférieur à 6 mois

Pour bénéficier des indemnités journalières (IJ) :
Vous devez avoir travaillé au moins 150 heures sur la période des 3 mois ou 90 jours qui précèdent votre arrêt de travail. Par exemple, pour un arrêt de travail débutant le 1er janvier 2024, votre droit aux indemnités journalières maladie est

ouvert si vous avez travaillé au moins 150 heures entre le 1er octobre 2023 et le 31 décembre 2023 ;

Ou vous devez avoir cotisé sur un salaire au moins égal à 1 015 fois le montant du Smic horaire au cours des 6 mois précédant l'arrêt de travail. Par exemple, pour un arrêt de travail débutant le 1er janvier 2024, votre droit aux IJ est ouvert si, entre le 1er juillet 2023 et le 31 décembre 2023, votre rémunération a été au moins égale à 11 824,75 € (1 015 x 11,65 €) (1).

(1) Calculé sur la base horaire du Smic au 1er janvier 2024.

Si la durée de l'arrêt de travail est supérieure à 6 mois

Pour bénéficier des indemnités journalières si vous êtes en arrêt de travail pour maladie longue durée :

Vous devez, à la date de votre arrêt de travail, être affilié à l'Assurance Maladie depuis 12 mois et avoir travaillé au moins 600 heures au cours des 12 mois ou des 365 jours précédant l'arrêt de travail. Par exemple, pour un arrêt de travail débutant le 1er janvier 2024, votre droit aux IJ est ouvert si vous avez travaillé au moins 600 heures entre le 1er juillet 2023 et le 31 décembre 2023 ou vous devez, à la date de votre arrêt de travail, être affilié à l'Assurance Maladie.

Cas particulier : si vous êtes saisonnier

Vous exercez une profession à caractère saisonnier ou discontinu.

Si vous ne remplissez pas les conditions de montant de cotisations ou de durée de travail prévues dans le cas général pour un arrêt inférieur à 6 mois, vous devez, pour bénéficier des indemnités journalières, soit :

- avoir travaillé au moins 600 heures au cours des 12 mois ou des 365 jours précédant l'arrêt de travail. Par exemple, pour un arrêt de travail débutant le 1er janvier 2024, votre droit aux IJ est ouvert si vous avez travaillé au moins 600 heures entre le 1er janvier 2023 et le 31 décembre 2023 ;

- avoir cotisé sur un salaire au moins égal à 2 030 fois le montant du Smic horaire au cours des 12 mois précédant l'arrêt de travail. Par exemple, pour un arrêt de travail débutant le 1er janvier 2024, votre droit aux IJ est ouvert si, entre le 1er janvier 2023 et le 31 décembre 2023, votre

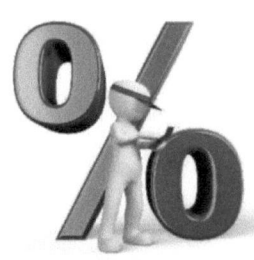

rémunération ou le total de vos différentes rémunérations a été au moins égal à 23 649,50 € (2 030 x 11,65 €), le montant du Smic horaire brut (1).

Si la durée de l'arrêt de travail pour maladie est supérieure à 6 mois, vous devez également être affilié auprès de l'Assurance Maladie depuis 12 mois à la date de votre arrêt.

À noter : vous pouvez bénéficier de 360 jours d'indemnités journalières sur une période maximale de 3 ans. Si vous avez -une affection de longue durée (ALD), vous pouvez bénéficier d'indemnités journalières pendant 3 ans.

(1) Calculé sur la base horaire du Smic au 1er janvier 2024.

Cas particulier : salariés en CESU et PAJEMPLOI

Démarches en cas d'arrêt de travail :
Que vous soyez payé avec le chèque emploi service universel (Cesu) ou le service Pajemploi, votre employeur déclare votre activité de service à la personne et votre rémunération. Vous disposez de droits à l'Assurance Maladie.

Des indemnités journalières (IJ) peuvent vous être versées en cas d'arrêt de travail par l'Assurance Maladie.

Pour en bénéficier :
Vous devez envoyer votre arrêt de travail. Si vous avez plusieurs employeurs, vous devez transmettre une copie du volet 3 de l'arrêt de travail à chaque employeur.

Vous devez envoyer à votre CPAM une attestation sur l'honneur indiquant obligatoirement le dernier jour de travail (DJT) chez tous vos employeurs : <u>Télécharger le modèle d'attestation DJT à remplir (PDF)</u> sur le site Ameli.fr. Cette date du dernier jour travaillé est indispensable pour le versement des indemnités journalières.

Sans emploi en arrêt maladie

Les indemnités journalières (IJ) vous sont versées par l'Assurance Maladie pour compenser la perte de vos allocations chômage pendant votre arrêt maladie. Vous pouvez les percevoir au terme d'un délai de carence de 3 jours, dès lors que vous remplissez les conditions. Elles sont calculées à partir de votre dernier salaire et sont versées après le traitement de votre dossier, puis tous les 14 jours en moyenne.

Important : à Mayotte, si vous êtes sans emploi, vous ne pouvez pas percevoir d'indemnités journalières en cas d'arrêt maladie.

Les indemnités journalières (IJ) vous sont versées par l'Assurance Maladie pour compenser la perte de vos allocations chômage pendant votre arrêt maladie.

Adressez à votre caisse d'assurance maladie les documents suivants :

Votre certificat de travail et vos bulletins de salaire pour les 4 mois qui précèdent la date d'interruption de travail, si votre activité n'est pas continue (par exemple, activité saisonnière), vous pourrez avoir à fournir vos bulletins de salaire sur la période des 12 mois qui précèdent la fin de votre dernier contrat ; Si vous êtes indemnisé par <u>France travail (ex-Pôle emploi)</u> ou que vous l'avez été dans les 12 mois qui précèdent l'arrêt de travail, l'avis d'admission à l'allocation chômage et la dernière attestation de versement.

<u>Quel sera le montant de vos indemnités journalières ?</u>
C'est le salaire que vous touchiez pendant vos derniers mois travaillés qui détermine le montant de vos indemnités journalières, et non votre allocation chômage.

De même, si vous avez cessé votre activité il y a moins d'un an sans bénéficier d'allocations, vos droits seront étudiés à partir de vos derniers salaires.

L'indemnité journalière que vous recevrez pendant votre arrêt maladie est égale à 50 % de votre salaire journalier de base. Celui-ci est calculé sur la moyenne des salaires bruts des 3 mois qui précèdent votre arrêt de travail (ou des 12 mois précédant votre cessation d'activité pour une activité non continue). Par exemple : pour un salaire de 75 € par jour, votre indemnité sera de 37,50 € bruts par jour.

Votre salaire est pris en compte dans la limite de 1,8 fois le Smic mensuel, soit 3 180,46 € bruts (sur la base du Smic en vigueur au 1er janvier 2024 et pour les arrêts de travail débutant à compter du 1er février 2024).

Même si votre salaire est supérieur à 3 180,46 €, votre indemnité journalière ne pourra pas excéder 52,28 € bruts.

À noter : l'indemnité journalière de l'Assurance Maladie n'est pas cumulable avec l'allocation chômage. Le versement de vos indemnités journalières pour maladie entraîne donc l'interruption des versements de France Travail (ex-Pôle

Emploi) pendant votre arrêt maladie. Cela reporte d'autant de jours vos droits à l'allocation chômage.

Quand pourrez-vous commencer à bénéficier des indemnités journalières ?

Les indemnités journalières forfaitaires maladie sont dues à compter du 4e jour d'arrêt de travail.

Votre caisse primaire d'assurance maladie verse vos indemnités journalières après traitement de votre dossier, puis tous les 14 jours en moyenne. Elle vous adresse en même temps un relevé.

Le délai de carence de 3 jours : Pendant les 3 premiers jours de votre arrêt de travail, aucune indemnité journalière ne vous est versée ; c'est ce que l'on appelle le délai de carence. Il s'applique au début de chaque arrêt de travail.

Exceptions au délai de carence

Le délai de carence ne s'applique pas dans les cas suivants :
La reprise d'activité entre deux prescriptions d'arrêt de travail ne dépasse pas 48 heures, vous êtes en affection de longue durée (ALD) et vos arrêts de travail sont en rapport avec cette maladie. Dans ce cas, le délai de carence n'est retenu que pour le premier arrêt de travail (valable sur une période de 3 ans).

En situation de cumul emploi-retraite ou de retraite progressive et en arrêt maladie

Si vous êtes en situation de cumul emploi-retraite, c'est-à-dire que vous avez atteint l'âge légal de départ à la retraite, que vous êtes bénéficiaire d'une pension de retraite de droit propre (hors pension de réversion) et que vous exercez parallèlement une activité professionnelle, vous pouvez prétendre au versement d'indemnités journalières maladie en cas d'arrêt de travail.

Il vous suffit de justifier d'avoir travaillé au moins 150 heures au cours des 3 mois civils ou des 90 jours précédant l'arrêt de travail ; ou d'avoir cotisé sur un salaire au moins égal à 1 015 fois le montant du SMIC horaire au cours des 6 mois civils précédant l'arrêt de travail.

Dans ce cas, la durée de versement des indemnités journalières est limitée à 60 jours pour toute la période de votre retraite.

Si vous êtes en situation de retraite progressive, vous pouvez prétendre au versement d'indemnités journalières maladie en cas d'arrêt de travail, dans les conditions habituelles, si : votre arrêt de travail initial est prescrit après le 30 avril 2023 ; vous étiez en arrêt de travail avant le 1er mai 2023 et n'aviez pas atteint 60 jours d'indemnisation au 1er mai 2023.

Si vous ne remplissez pas l'une de ces 2 conditions, vous bénéficierez d'un nombre d'indemnités journalières limité à 60 jours.

Les indemnités journalières et l'impôt

Les indemnités journalières sont soumises aux prélèvements sociaux comme les salaires :
0,5 % au titre de la contribution au remboursement de la dette sociale (CRDS) ;
6,2 % au titre de la contribution sociale généralisée (CSG).
Les indemnités journalières sont également soumises à l'impôt sur le revenu, sauf celles qui sont versées pour des arrêts de travail dus à une affection de longue durée (ALD). Depuis le 1er janvier 2019, le prélèvement à la source de votre impôt sur le revenu est effectué sur vos indemnités journalières versées par l'Assurance.

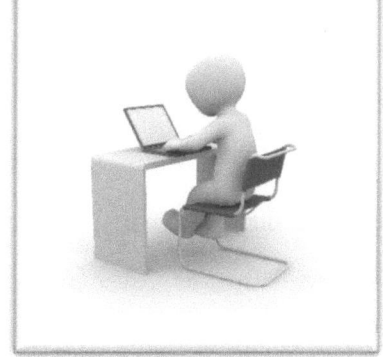

Pour plus d'informations, n'hésitez pas à aller sur le site Ameli.fr

Agent Indépendant

Pour vous soigner, le médecin vous a prescrit un arrêt de travail. Vous avez 48 heures pour transmettre l'avis d'arrêt maladie à votre caisse primaire d'assurance maladie. Votre présence à votre domicile peut être contrôlée pendant toute la durée de l'arrêt de travail.

En tant qu'artisan, commerçant, professionnel libéral ou conjoint collaborateur d'un travailleur indépendant, vous pouvez bénéficier d'indemnités journalières en cas d'arrêt de travail pour maladie (sous conditions de revenus et de durée d'affiliation).

Pour éviter des envois de courriers postaux et sécuriser les données nécessaires à votre caisse, l'Assurance Maladie met à la disposition de votre médecin le téléservice de transmission en ligne des arrêts de travail. Grâce à votre carte Vitale et avec votre accord, votre médecin peut alors transmettre en ligne les volets 1 et 2 de votre avis d'arrêt de travail, directement via son ordinateur, au service médical de votre caisse. Il ne vous remet que le volet 3 que vous conservez.

S'il vous a remis un l'avis d'arrêt de travail sur papier en 3 volets, vous devez envoyer, sous 48 heures, les volets 1 et 2 au service médical de votre caisse primaire d'assurance maladie (CPAM). Ce document sert à avertir votre CPAM pour que vous puissiez être indemnisé.

En cas de prolongation, vous justifiez par tout moyen de l'impossibilité de consulter un professionnel de santé en personne pour vous prescrire cette prolongation. Cette mesure est applicable aux avis d'arrêt de travail à compter du 1er janvier 2024.

Vos obligations pendant votre arrêt maladie

Votre médecin indique sur votre avis d'arrêt de travail si vous êtes autorisé ou non à quitter votre domicile durant votre arrêt de travail pour maladie. Votre caisse primaire d'assurance maladie peut contrôler que vous êtes bien présent chez vous pendant toute la durée de l'arrêt, y compris les samedis, dimanches et jours fériés.

Vos revenus pendant l'arrêt de travail

Que vous soyez en activité ou chômeur inscrit à France Travail (ex-Pôle emploi), l'Assurance Maladie peut vous verser des indemnités journalières. Ces versements sont destinés à compenser en partie les revenus ou les allocations que vous ne touchez plus parce que votre état de santé vous empêche de travailler.

Les indemnités journalières font partie des revenus que vous devez déclarer à l'administration fiscale. Pour compléter votre déclaration d'impôts, vous aurez besoin de télécharger votre attestation de paiement d'indemnités journalières disponible dans votre compte Ameli.

Reprendre le travail

À la fin de votre arrêt de travail, vous devez reprendre votre activité professionnelle. Vous n'avez aucune démarche à accomplir auprès de l'Assurance Maladie. Vous ne percevez plus vos indemnités journalières.

En échangeant avec votre médecin traitant, le médecin-conseil de l'Assurance Maladie ou le service social de l'Assurance Maladie, vous pouvez envisager différentes solutions de reprise d'activité comme un temps partiel pour motif thérapeutique (appelé couramment mi-temps thérapeutique). Vous pouvez également contacter le service de l'<u>action sanitaire et sociale</u> qui peut proposer d'accompagner le travailleur indépendant en difficulté en lui ouvrant droit, sous certaines conditions, au bénéfice de différentes aides adaptées à ses besoins, au titre de l'Assurance Maladie.

À noter : si vous le souhaitez, vous avez le droit de reprendre votre activité avant la fin de votre arrêt maladie. Dans ce cas, vous devez en informer <u>votre caisse primaire d'assurance maladie</u> dans un délai de 24 heures.

Pour plus d'informations, n'hésitez pas à aller sur le site Ameli.fr

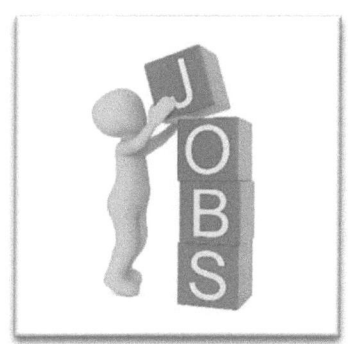

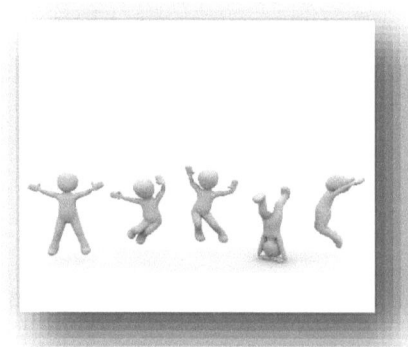

Les Associations et lieux de ressources

Soutien des malades et aidants :

Afcancer

AFSOS

Apimasante

Ateliers de l'embellie

Belle et Bien

Bel âge

Bonjour Fred

Cancer contribution

Cancer Info

Cancer Info Service (appel gratuit au 0805123124)

Cancer Solidarité Vie

CEW asso

Collectif 1310

Collectif triplette roses

E-Cancer.fr

Essentielles.net

Etincelle asso

Europa Donna

Fondation ARC

GPS Cancer

Gustave Roussy

Institut Curie

Institut National du cancer

Impatiente.com

La maison des aidants

Ligue contre le cancer

Life is Rose

Ma boussole aidants

Mon cancer

Mon réseau cancer du sein

Mon réseau cancer-du-sein

Onco centre

Oncogite

Ose-france

PactOnco

Rose magazine

Rose Up Association

Ruban Rose

Uni Cancer

Vivre avec mon cancer

Vie au Meilleur(makethemost)

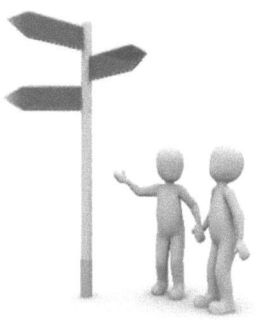

Liste non exhaustive, n'hésitez pas à vous rapprocher de votre centre de soin pour être guidé vers les associations de votre secteur.

Centre de ressources

Il existe également plusieurs centres en France, dont certains sont appelés « Centres de Ressources » créés suite à l'initiative de l'oncologue Jean-Loup MOUYSSET fondateur d'un centre à Aix en Provence.

Ce sont des lieux d'accompagnement pour les malades et pour les aidants. Ces centres de médecine intégrative créent des groupes de travail thérapeutique avec un programme structuré validé par la science. Des solutions non médicamenteuses diverses et variées sont proposées en complément des traitements conventionnels. Il s'agit d'intelligence collective. Les résultats sont étonnants. Le Centre Ressource est un lieu unique en France, d'accompagnement, de soutien et de connaissance pour les personnes atteintes de cancer.

L'Association Ressource, fondée et présidée par le Dr Jean-Loup MOUYSSET, médecin Oncologue, a porté le projet de la

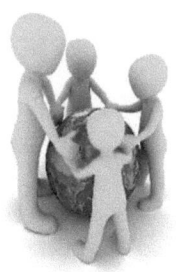

création du premier Centre Ressource. Il est l'aboutissement de 20 années de travail. Le centre est ouvert à tous : hommes, femmes, enfants, pendant et après les traitements du cancer, quel que soit le niveau socio-économique (le centre est à but non lucratif) et distinct de toute structure de santé.

La vocation du Centre est d'apporter du bien-être et de promouvoir la santé en proposant des actions concrètes (hygiène de vie, alimentation …) et des activités personnalisées afin de restituer la confiance en soi. La particularité du Centre est d'offrir un contexte permettant une dynamique de solidarité, de réconfort grâce à la mise en œuvre d'un programme de soutien. Ce programme (Programme d'Accompagnement Thérapeutique PPACT Ressource) permet de modifier durablement le regard sur le cancer par une approche centrée sur les malades et non sur la maladie en donnant aux personnes les moyens d'être au centre des soins, et acteurs de leur santé. L'impact est une amélioration de la qualité de vie et une amélioration de l'état de santé.

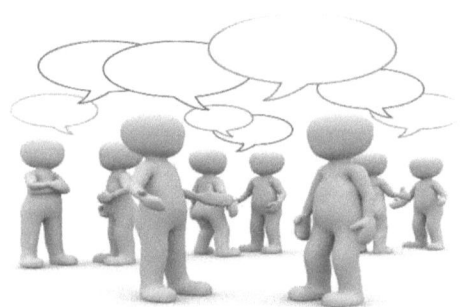

> En savoir plus sur le site de l'association : https://www.association-ressource.org/

Administratif et juridique :

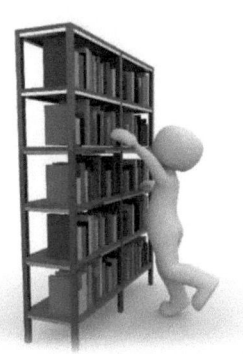

Juris santé, n'hésitez pas à aller voir leur site. Vous pouvez également les contacter par mail : contact@jurissante.fr

Plateforme téléphonique de la Ligue contre le cancer au 0 800 940 939

L'assistant(e) sociale de votre hôpital, et/ou de votre commune d'habitation pourra également vous aider dans les domaines administratif et juridique.

Les régimes de protection sociale

La Caisse d'allocations familiales (CAF)

La Maison départementale des personnes handicapées (MDPH)

Le Centre communal d'action sociale (CCAS) et le Centre départemental d'action sociale (CDAS)

France Assos Santé : 01 53 62 40 30 (prix d'une communication normale).

Aide à la qualité de vie des patients :

Votre équipe médicale, à l'hôpital dans lequel vous êtes suivi pourrait vous proposer des soins de support. Ils permettent de mieux traverser cette épreuve.

Ils peuvent vous accompagner dans la prise en charge de la douleur, qu'elle soit la conséquence des traitements ou de la maladie elle-même. Les soins qui peuvent également être proposés :

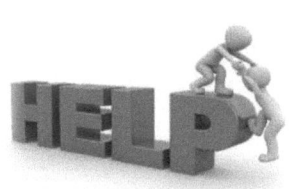

- La prise en charge nutritionnelle

- Un accompagnement social, familial et professionnel_(suivi auprès d'un assistant de service social, aide au retour à l'emploi...)

- L'aide à la pratique d'une activité physique adaptée

- Des conseils d'hygiène de vie_(aide à l'arrêt du tabac, à la réduction de la consommation d'alcool, à l'arrêt de produits addictifs...

- Le soutien psychologique des proches et aidants des personnes atteintes de cancer

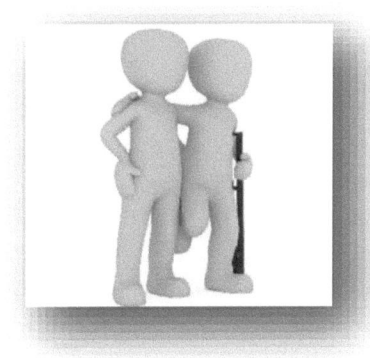

Proche aidant
*cancer.ca

Prendre soin d'un proche est une tâche très difficile, épuisante même. Si vous ajoutez à cela tout ce que vous accomplissez déjà dans une journée, vous risquez de négliger votre propre bien-être. Pourtant, il est essentiel de prendre aussi du temps pour vous. Il est primordial de combler vos propres besoins et d'obtenir l'information, l'aide et le soutien nécessaire, pour être mieux outillés pour prendre soin du proche atteint de cancer.

Pour avoir la force et l'énergie de s'occuper d'une autre personne, il faut de façon indissociable prendre soin de vous-même. Ne vous oubliez pas !

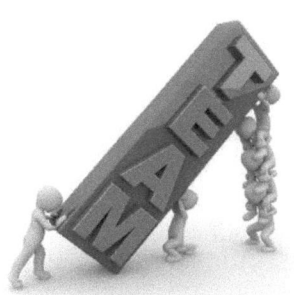

Vous vous sentez peut-être épuisé, mais l'activité physique peut combattre le stress, améliorer la qualité du sommeil et aider au contrôle du poids, en plus de procurer une sensation générale de bien-être.

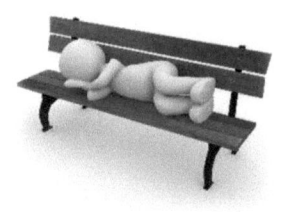

Reposez-vous, dès que possible. Lorsqu'on est bien reposé, il est plus facile de s'acquitter des tâches d'aidant. Essayez de dormir autant que possible des nuits complètes. Au besoin, essayez de faire une sieste pendant que le proche dont vous vous occupez se repose ou dort.

Ne négligez pas votre propre santé. Veillez à consulter régulièrement votre médecin. Trouvez des moyens de faire face au stress. Il existe bien des manières de relâcher la tension.

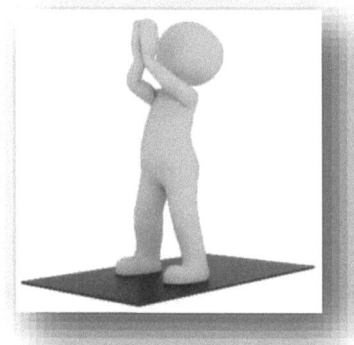

Si vous vous sentez stressé, essayez tour à tour différentes techniques, jusqu'à ce que vous ayez trouvé celles qui fonctionnent bien pour vous. La façon de ressentir le stress varie d'une personne à l'autre, et la façon de le gérer aussi.

Demandez conseil à l'équipe de soins si vous avez du mal à faire face au stress. L'hôpital pourra vous diriger vers des accompagnements. On pourrait vous suggérer des ateliers de gestion du stress ou vous diriger vers un groupe d'entraide,

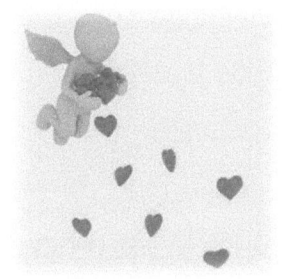

un programme de soutien ou un thérapeute. Il y a également les Centres de Ressources comme indiqué dans ce livre.

Vous ne pouvez pas tout faire. Soyez réaliste quant à ce que vous êtes capable de faire. Demandez-vous ce qui compte le plus pour vous, et essayez de ne pas vous soucier du reste. N'allez pas au de-là de vos limites, au risque de perdre pied ! PENSEZ à VOUS !

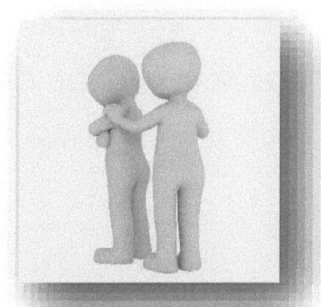

Faites-vous aider par des membres de la famille, des amis ou des gens de la communauté au besoin. Ces derniers sont souvent heureux de se rendre utiles, par exemple pour garder les enfants, faire le ménage, aider à préparer les repas ou simplement tenir compagnie à la personne malade.

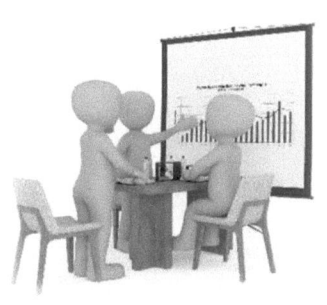

Parlez à l'équipe de soins à propos des soins à domicile ou des ressources communautaires qui peuvent vous fournir de l'aide pour les soins physiques ou l'entretien de la maison, à l'intérieur ou à l'extérieur.

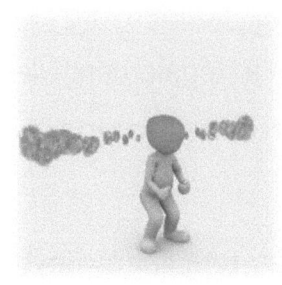

Il est normal d'éprouver du stress, de la colère, de la peur, de la détresse, de la frustration, de la tristesse ou de la culpabilité. Il est également normal d'avoir le réflexe de mettre vos propres sentiments de côté afin de rester fort pour la personne atteinte de cancer. Ce n'est peut-être pas facile, mais il est préférable de dire comment l'on se sent et d'exprimer ses émotions, au lieu de tout refouler. Le fait d'utiliser votre énergie à cacher vos émotions ne vous aide pas à jouer votre rôle d'aidant, au contraire.

Parlez à quelqu'un comme un ami proche, un membre de la famille, un thérapeute ou un membre du clergé.

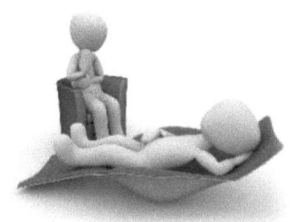

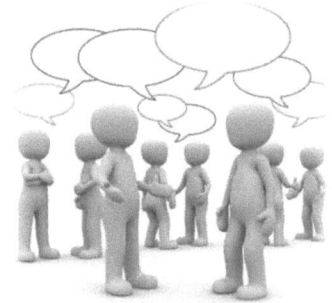

Si vous avez envie de parler à d'autres personnes qui vivent ou ont déjà vécu une expérience semblable à la vôtre, joignez-vous

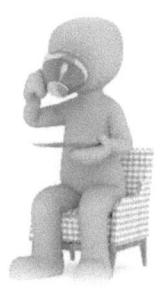 à un groupe de soutien pour les aidants.

Si vous vous sentez coupable de prendre une pause dans vos tâches d'aidant, dites-vous que ce rôle exige aussi que vous preniez soin de vous et cela veut dire vous reposer et refaire le plein d'énergie.

Sortez faire une promenade, faites-vous donner un massage, allez au cinéma, jardinez, donnez rendez-vous à un ami ou choisissez n'importe quelle autre activité qui vous plaît. Si vous ne voulez pas que l'autre 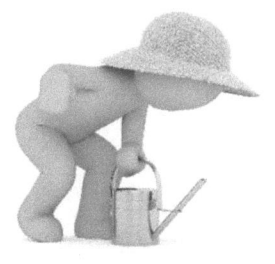 personne reste seule, demandez à quelqu'un en qui vous avez confiance de lui tenir compagnie pendant votre absence. Laissez un numéro où l'on pourra vous joindre au besoin.

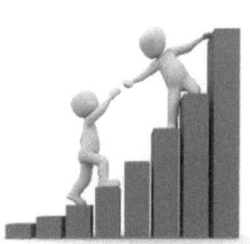

Si vous ne pouvez pas sortir à l'extérieur, vous pouvez quand même vous accorder des petites douceurs. Ce peut être lire un magazine ou regarder votre émission de télé préférée, prendre un bain chaud ou aller au lit plus tôt avec un bon livre.

Si la personne dont vous vous occupez nécessite beaucoup de soins physiques, informez-vous à propos des services de répit.

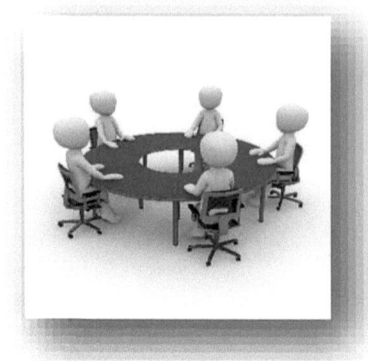

Il s'agit de services qui peuvent prendre la relève de vos responsabilités d'aidant, à court terme, et veiller à ce que votre proche ne manque de rien pendant votre absence.

Ces services peuvent être offerts à domicile, dans un centre de jour pour adulte ou dans un établissement de santé.

Vous pouvez demander un répit à intervalles réguliers, par exemple une demi-journée ou une journée par semaine, ou pendant une plus longue période au besoin.

Votre équipe de soins pourra faire les arrangements nécessaires et vous expliquer les coûts rattachés à ces services.

Congé proche aidant

Le congé de proche aidant permet de suspendre ou réduire son activité professionnelle pour accompagner un proche handicapé ou en perte d'autonomie d'une particulière gravité. Accessible sous conditions, ce congé 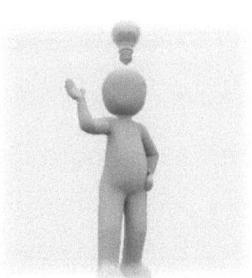 ne peut dépasser une durée maximale de 3 mois (hors convention ou accord de branche ou d'entreprise) renouvelable dans la limite d'1 an sur l'ensemble de la carrière professionnelle.

Depuis le 30 septembre 2020, le proche aidant peut percevoir l'allocation journalière du proche aidant (AJPA) après en avoir fait la demande auprès de sa Caisse d'allocations familiales (CAF). L'AJPA vise à compenser une partie de la perte de salaire, dans la limite de 66 jours au cours du parcours professionnel du salarié.

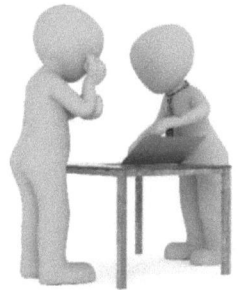

Pour en savoir plus vous trouverez les informations sur le site Service public.fr et sur le site de la CAF

Droit à la retraite en tant que proche aidant
la retraite en clair

La réforme des retraites de 2023 a créé un nouveau dispositif d'assurance vieillesse pour les aidants qui est entré en vigueur le 1er septembre 2023 : l'Assurance vieillesse des aidants (AVA).

Celle-ci bénéficie aux parents d'enfants malades ou en situation de handicap, ainsi qu'aux aidants de personnes handicapées ou en perte d'autonomie.

Sont ainsi affiliés à l'AVA les bénéficiaires :

- de l'allocation journalière de présence parentale
- de l'allocation journalière du proche aidant
- du congé de proche aidant

La personne dont vous avez la charge doit être atteinte d'une incapacité permanente de 80 % et vous ne devez pas gagner plus de 63 % du plafond de la Sécurité sociale (soit 2 434,32 € par mois en 2024.

Pour les aidants d'adultes handicapés, ceux-ci peuvent avoir droit à l'AVA même s'ils ne cohabitent pas avec eux ou n'ont pas de lien familial. Il faut uniquement un lien stable et étroit avec la personne aidée.

Les périodes validées au titre de l'AVPF et de l'AVA comptent pour la retraite anticipée pour carrière longue des aidants, dans la limite de 4 trimestres sur l'ensemble de la carrière.

La personne doit être en situation d'incapacité à 80 % au moins. Par rapport à vous, elle peut être :

- Le conjoint, concubin ou partenaire de pacs
- L'ascendant (parent, grand-parent, etc.)
- Le descendant (enfant, petit-enfant, etc.)
- Le collatéral jusqu'au 4e degré (frère, sœur, oncle, tante, neveu, nièce, cousin)
- Une personne ayant l'un des liens de parenté ci-dessus avec votre conjoint, concubin ou partenaire de pacs

Là aussi, chaque période de 30 mois donne droit à 1 trimestre (dans la limite de 8). Mais les autres conditions sont plus restrictives.

Si vous êtes en couple, l'autre membre du couple n'en bénéficie pas. Il faut avoir totalement cessé de travailler. Chaque période de 30 mois doit être ininterrompue (sauf placement provisoire de la personne en établissement spécialisé). Enfin, seules comptent les périodes postérieures au 1er février 2014.

En revanche, les 8 trimestres de plafond peuvent être partagés entre plusieurs personnes qui se seraient succédé pour s'occuper de la personne.

Ce qu'il faut retenir sur les avantages retraite des aidants familiaux

Si vous gagnez moins de 2 434,32 € par mois en 2024 et que le membre de la famille dont vous vous occupez souffre d'une incapacité d'au moins 80 %, vous pouvez être affilié gratuitement à l'assurance vieillesse. Depuis le 1er septembre 2023, sous les mêmes conditions de ressources, vous pouvez également être affilié à l'assurance vieillesse lorsque vous vous occupez de votre enfant avec un taux d'incapacité inférieur à 80 %, si vous êtes éligible à un complément d'AEEH. Vous pouvez bénéficier de trimestres de majoration (pour enfant ou parent) ou d'une retraite à taux plein dès 65 ans (pour enfant, parent ou proche), à des conditions plus accessibles s'il s'agit de votre enfant. Vous pouvez bénéficier de 1 trimestre de majoration (dans la limite de 8) pour chaque période de 30 mois au cours de laquelle vous vous occupez d'un membre de votre famille handicapé à 80 % ou plus. L'âge d'annulation de la décote a été porté progressivement à 67 ans, mais reste à 65 ans si vous vous êtes occupé d'une personne handicapée pendant au moins 1 période de 30 mois.

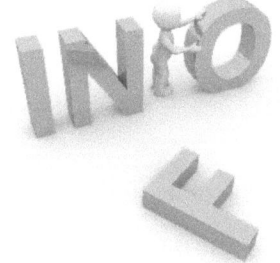

Retraite pour invalidité secteur public

Fonctionnaire d'État :

Pour être admis en retraite anticipée pour invalidité sans lien avec votre travail (on parle d'invalidité non imputable au service), vous devez remplir les 4 conditions suivantes :

- Être fonctionnaire titulaire
- Être devenu définitivement inapte à l'exercice de vos fonctions par suite de blessures ou de maladie sans lien avec le service, contractées ou aggravées pendant une période d'acquisition de droits à pension de retraite
- Ne pas avoir pu être reclassé dans un emploi correspondant à vos aptitudes physiques
- Ne pas avoir atteint la limite d'âge

À noter : L'agent contractuel bénéficie d'une pension d'invalidité jusqu'à ce qu'il atteigne l'âge de la retraite.

Fonction publique d'État (FPE)

La mise à la retraite pour invalidité peut être prononcée dans l'un des cas suivants :

- À votre demande auprès de votre administration
- Ou d'office à l'initiative de l'administration

La mise à la retraite d'office peut être prononcée à l'expiration des droits à congés statutaires de maladie (ordinaire, de longue maladie ou de longue durée) ou avant l'octroi de ces congés si le caractère définitif et stabilisé de la maladie entraînant l'inaptitude a été constaté.

La mise à la retraite d'office peut être prononcée à l'expiration des droits à congés statutaires de maladie (ordinaire, de longue maladie ou de longue durée) ou avant l'octroi de ces congés, la fin des droits à congé de maladie si le caractère définitif et stabilisé de la maladie entraînant l'inaptitude a été constaté.

À l'expiration de vos droits à congé de maladie, vous êtes placé en disponibilité d'office durant la période d'instruction de votre dossier de retraite.

Durant cette période, le demi-traitement continue à être versé.

Vous devez remplir un formulaire de demande de retraite pour invalidité et le transmettre à votre administration :
Demande de retraite d'un fonctionnaire de l'État, d'un magistrat ou d'un militaire, au titre de l'invalidité.

Pension de retraite

La pension de retraite pour invalidité est calculée dans les mêmes conditions que la pension de retraite du fonctionnaire apte sur la base du traitement détenu depuis au moins 6 mois lors du départ en retraite.

Si l'invalidité est d'au moins 60 %, la pension est au moins égale à la moitié du traitement ayant servi au calcul de sa pension.

Fonctionnaire hospitalier :

Pour être admis en retraite anticipée pour invalidité sans lien avec votre travail (on parle d'invalidité non imputable au service), vous devez remplir les 4 conditions suivantes :
- Être fonctionnaire titulaire
- Être devenu définitivement inapte à l'exercice de vos fonctions par suite de blessures ou de maladie sans lien avec le service, contractées ou aggravées pendant une période d'acquisition de droits à pension de retraite
- Ne pas avoir pu être reclassé dans un emploi correspondant à vos aptitudes physiques
- Ne pas avoir atteint la limite d'âge

À noter : L'agent contractuel bénéficie d'une pension d'invalidité jusqu'à ce qu'il atteigne l'âge de la retraite.

Pension de retraite : La pension de retraite pour invalidité est calculée dans les mêmes conditions que la pension de retraite du fonctionnaire apte sur la base du traitement détenu depuis au moins 6 mois lors du départ en retraite.

Si l'invalidité est d'au moins 60 %, la pension est au moins égale à la moitié du traitement ayant servi au calcul de sa pension.

Fonctionnaire territorial :

Pour être admis en retraite anticipée pour invalidité sans lien avec votre travail (on parle d'invalidité non imputable au service), vous devez remplir les 4 conditions suivantes :
- Être fonctionnaire titulaire
- Être devenu définitivement inapte à l'exercice de vos fonctions par suite de blessures ou de maladie sans lien avec le service, contractées ou aggravées pendant une période d'acquisition de droits à pension de retraite
- Ne pas avoir pu être reclassé dans un emploi correspondant à vos aptitudes physiques
- Ne pas avoir atteint la limite d'âge

À noter : L'agent contractuel bénéficie d'une pension d'invalidité jusqu'à ce qu'il atteigne l'âge de la retraite.

Pension de retraite

La pension de retraite pour invalidité est calculée dans les mêmes conditions que la pension de retraite du fonctionnaire apte sur la base du traitement détenu depuis au moins 6 mois lors du départ en retraite.

Si l'invalidité est d'au moins 60 %, la pension est au moins égale à la moitié du traitement ayant servi au calcul de sa pension.

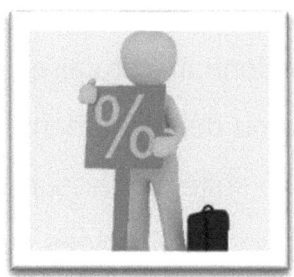

Pour plus d'informations, et dernière mise à jour des textes n'hésitez pas à aller sur le site service-public. Fr

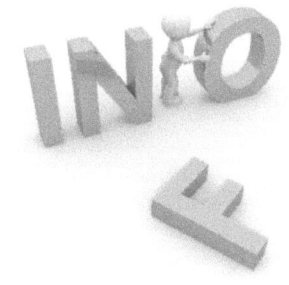

Retraite pour invalidité secteur privé

Invalidité secteur privé :

Une maladie ou un accident d'origine non professionnelle peuvent entraîner une réduction de la capacité de travail. Pour compenser la perte de salaire, des allocations existent pour les salariés du secteur privé.

Vous pouvez être reconnu invalide si votre capacité de travail et de gain est réduite d'au moins 2/3 (66%) à la suite d'un accident ou d'une maladie d'origine non professionnelle. La pension d'invalidité est attribuée à titre provisoire.

Conditions d'incapacité :

Vous êtes considéré invalide au sens de la Sécurité sociale si, après un accident ou *une maladie survenue* dans votre vie privée (origine non professionnelle), votre capacité de travail ou de gain est réduite d'au moins 2/3 (66%).

Ainsi, vous êtes considéré comme invalide si vous n'êtes pas en mesure de vous procurer un salaire supérieur au 1/3 (33%)

de la rémunération normale des travailleurs de votre catégorie et travaillant dans votre région.

Conditions d'affiliation à la Sécurité sociale :
Vous devez être affilié à la Sécurité sociale depuis au moins 12 mois au 1er jour du mois pendant lequel survient l'arrêt de travail (engendrant votre invalidité) ou de la constatation de votre invalidité.

En plus de la durée d'affiliation, vous devez remplir au moins une des conditions suivantes :
- Avoir cotisé sur la base d'une rémunération au moins égale à 2 030 fois le **Smic :** Salaire minimum interprofessionnel de croissance horaire au cours des 12 mois civils : janvier, février, mars, etc. (à la différence d'une durée d'un mois de date à date) précédant l'interruption de travail
- Avoir travaillé au moins 600 heures au cours des 12 mois précédant l'interruption de travail ou la constatation de l'état d'invalidité.

Catégories d'invalidité :

Pour déterminer le montant de la pension, les personnes invalides sont classées par la Sécurité sociale en 3 catégories, en fonction de leur situation :

Tableau - Catégorie d'invalidité en fonction de la situation du demandeur

Catégorie	Situation
1re catégorie	Invalide capable d'exercer une activité rémunérée
2e catégorie	Invalide absolument incapable d'exercer une profession quelconque
3e catégorie	Invalide qui, étant absolument incapable d'exercer une profession, et, en plus, dans l'obligation d'avoir recours à l'assistance d'une tierce personne pour effectuer les actes ordinaires de la vie

C'est le médecin-conseil de la caisse primaire d'assurance maladie (CPAM) ou de la mutuelle sociale agricole (MSA) qui détermine votre catégorie d'invalidité.

Être reconnu invalide de 2e ou 3e catégorie n'entraîne pas automatiquement votre inaptitude au travail. C'est au médecin du travail de la constater selon la procédure prévue en matière d'inaptitude. Toutefois, le médecin du travail peut vous déclarer apte à travailler dans des conditions qui seront fixées dans son avis d'inaptitude (partiel), même en cas de classement en 2e ou 3e catégorie.

À savoir : Le classement dans une catégorie n'est pas définitif, une personne invalide peut par exemple passer de la 2e catégorie à la 1re catégorie.

Formule de calcul :

Votre pension est calculée sur la base d'un salaire annuel moyen. Elle est obtenue à partir de vos 10 meilleures années de salaire (salaires soumis à cotisations dans la limite du plafond annuel de la Sécurité sociale, soit 3 864 € par mois en 2023).

La pension est calculée en tenant compte de la catégorie d'invalidité, dans les conditions suivantes :

Tableau - Calcul du montant de la pension en fonction de la catégorie de l'invalidité

Catégorie d'invalidité	Pourcentage du salaire annuel moyen	Montant mensuel minimum de la pension d'invalidité	Montant mensuel maximum de la pension d'invalidité
1re catégorie	30 %	328,07 €	1 159,20 €
2e catégorie	50 %	328,07 €	1 932,00 €
3e catégorie	50 %, majoré de 40 % par la majoration pour tierce personne	328,07 €	3 198,60 €

Le montant de la pension peut être augmenté ou diminué si votre état de santé évolue ou si vous reprenez un travail.

Votre organisme de Sécurité sociale vous verse votre pension tous les mois, à terme échu. À la fin de la période pour laquelle les droits à pension sont accordés (par exemple, début novembre pour la pension du mois d'octobre).

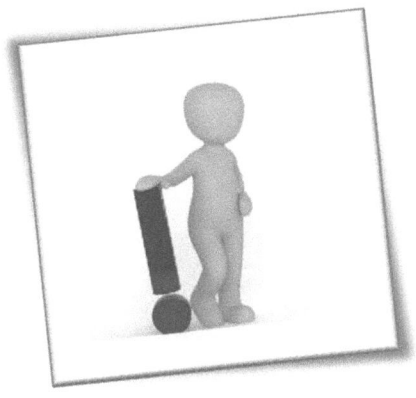

Pour plus d'informations, et dernière mise à jour des textes n'hésitez pas à aller sur le site service-public. Fr

Remerciements

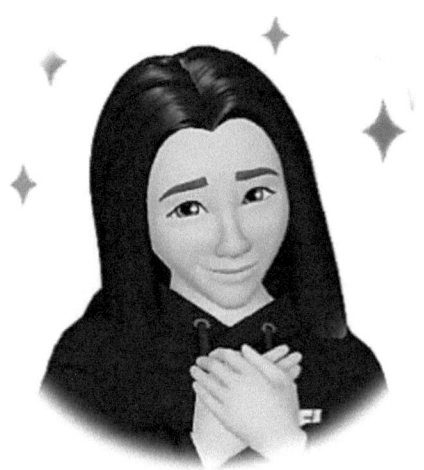

Merci, mille mercis,

Aux aidants, à mes aidants,

À Mon compagnon, mes enfants, mes parents, mes meilleurs amis, mon frère, mes amis.

À Anne, qui m'a permis de réaliser ce livre, à travers ses observations et ses précieux conseils.

À mes connaissances, à mes rencontres virtuelles à travers des groupes d'entraide, aux personnes que j'ai croisées peut-être une seule fois, mais qui m'ont apporté.

Merci pour chacun de vos messages, de vos échanges, de vos attentions.

Merci pour votre altruisme, votre bienveillance, votre amour.

Je suis très chanceuse et heureuse d'avoir pu partager un bout de chemin avec vous.

Merci pour qui vous êtes !

Merci d'avoir illuminé ma vie, de m'avoir montré le chemin, de m'avoir tant donné et apporté.

Prenez soin de vous, vivez, riez, partagez, créez-vous de magnifiques souvenirs, profitez pleinement, c'est la seule chose qui compte à mes yeux et dans mon cœur, c'est votre bonheur. Ne vous oubliez pas, profitez, prenez soin de vous, soyez heureux.

Je vous aime, ici et au-delà !

Aux soignants, à ceux qui m'ont aidée et accompagnée de près ou de loin.

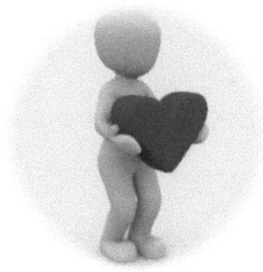

À ma thérapeute Florence, ma généraliste, ma gynécologue, aux techniciens d'analyses, aux laborantins, aux pharmaciens, aux radiologues, aux sénologues, aux oncologues, au service médecine nucléaire , aux infirmier(e)s, aux aides-soignant(e)s, aux ASH, aux secrétaires, aux ambulanciers (notamment aux VSL et Taxis que je prends régulièrement), aux agents de la CPAM-mutuelle-MDPH (et toutes

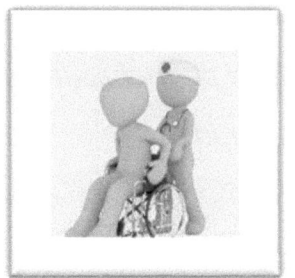

structures qui gèrent nos dossiers), aux chercheurs, aux onco-généticiens, et à toutes les personnes qui ont étudié mon dossier ou qui m'ont aidée, parfois même sans que je le sache.

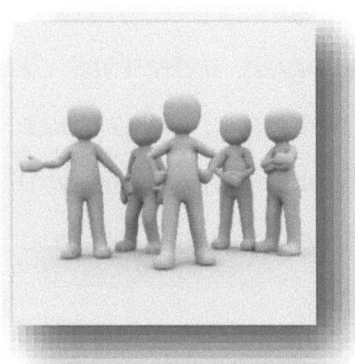

À ceux que l'on voit, mais également à ceux que l'on ne voit pas, mais qui s'occupent de *nous malgré tout à travers leurs missions.*

Merci à tous, notre bien-être physique et mental sont totalement entre vos mains.

Merci pour votre professionnalisme, votre écoute, vos conseils, votre bienveillance et votre humanité.

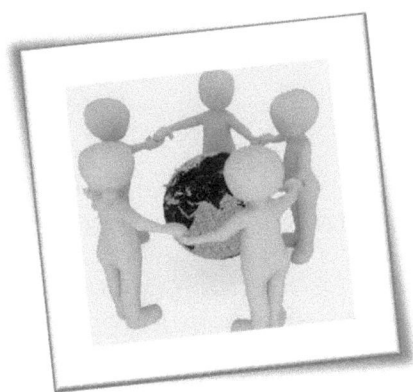

Vous êtes indispensables, merci pour ce que vous faites, pour votre engagement envers les autres. Ce n'est pas qu'un métier, c'est un don de soi.

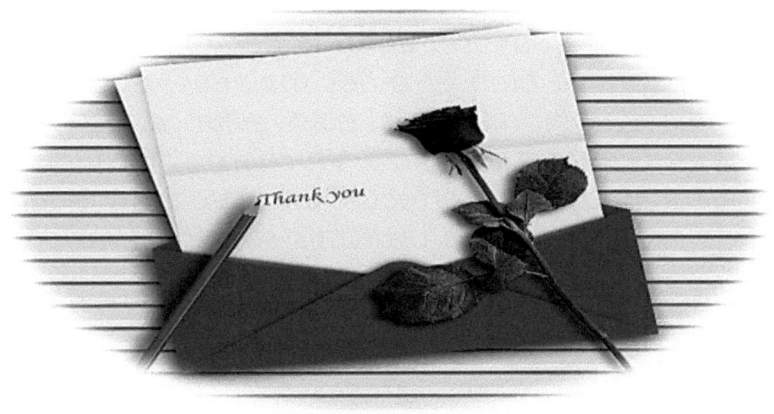

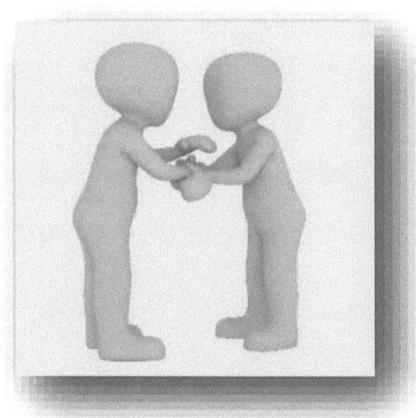

Ce livre a été possible grâce à l'aide de :

- Anne Lehuédé, consultante et coach, qui est une personne très investie pour les proches aidants, notamment auprès d'associations pour lesquelles elle a été dévouée de nombreuses années. Anne m'a permis d'améliorer ce livre, à travers ses observations et ses précieux conseils.

- Jean-Loup Mouysset, oncologue et fondateur du concept « Centre de ressources ». Il est également auteur de l'oncologie intégrative. Monsieur Mouysset est une personne très engagée dans le bien-être des malades, des aidants, avec l'ambition et la bienveillance de vouloir faire progresser la prise en charge de tous. Monsieur Mouysset a effectué une relecture médicale de ce livre, et m'a transmis ses observations.

Un grand merci à eux, sans qui ce livre n'aurait pas vu le jour.

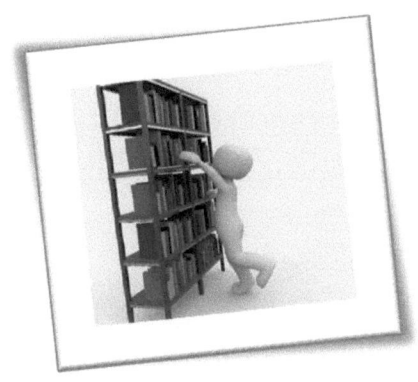

Ci-dessous, vous trouverez la liste des personnes ou réseaux ou sites Internet, sur lesquels des extraits de texte ou d'illustration ont été consultés et exploités parce qu'indispensables à la réalisation de ce livre.
Merci à tous.

Illustrations :

Avatar personnalisé : Messenger
Image par Peggy und Marco Lachmann-Anke de Pixabay
Image par Mohamed Hassan de Pixabay
Image par Stefan Keller de Pixabay
Image par Omi Bi Ire de Pixabay
Image par Temel de Pixabay
Image par Manfred Steger de Pixabay
Image par Arek Socha de Pixabay
Image par Mariana Anatoneag de Pixabay
Image par Pete Linforth de Pixabay
https://fiches-anatomie.com/ceinture-scapulaire/
Philippe Paillard
https://www.informationhospitaliere.com/le-cancer-du-sein-depistage-et-traitement-de-la-maladie
Image par Ivana Tomášková de Pixabay
Image par Susan Cipriano de Pixabay

Extrait de texte :

- https://www.e-cancer.fr/Patients-et-proches/Les-cancers/Cancer-du-sein/Les-grades-du-cancer
- https://www.laboratoire-lescuyer.com/blog/laboratoire-lescuyer/le-centre-ressource
- https://www.elsan.care/fr
- https://cancer.ca/fr/
- https://www.service-public.fr/particuliers/vosdroits/F550
- https://www.service-public.fr/particuliers/vosdroits/N31700
- https://www.e-cancer.fr/
- https://www.arcinfo.ch/
- https://www.oncorif.fr/
- https://www.la-retraite-en-clair.fr/parcours-vie-retraite/aidant-familial-retraite/avantages-retraite-aidants-familiaux